U0100439

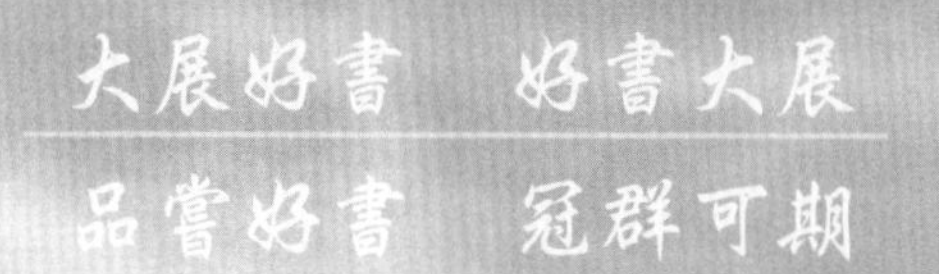
大展好書　好書大展
品嘗好書　冠群可期

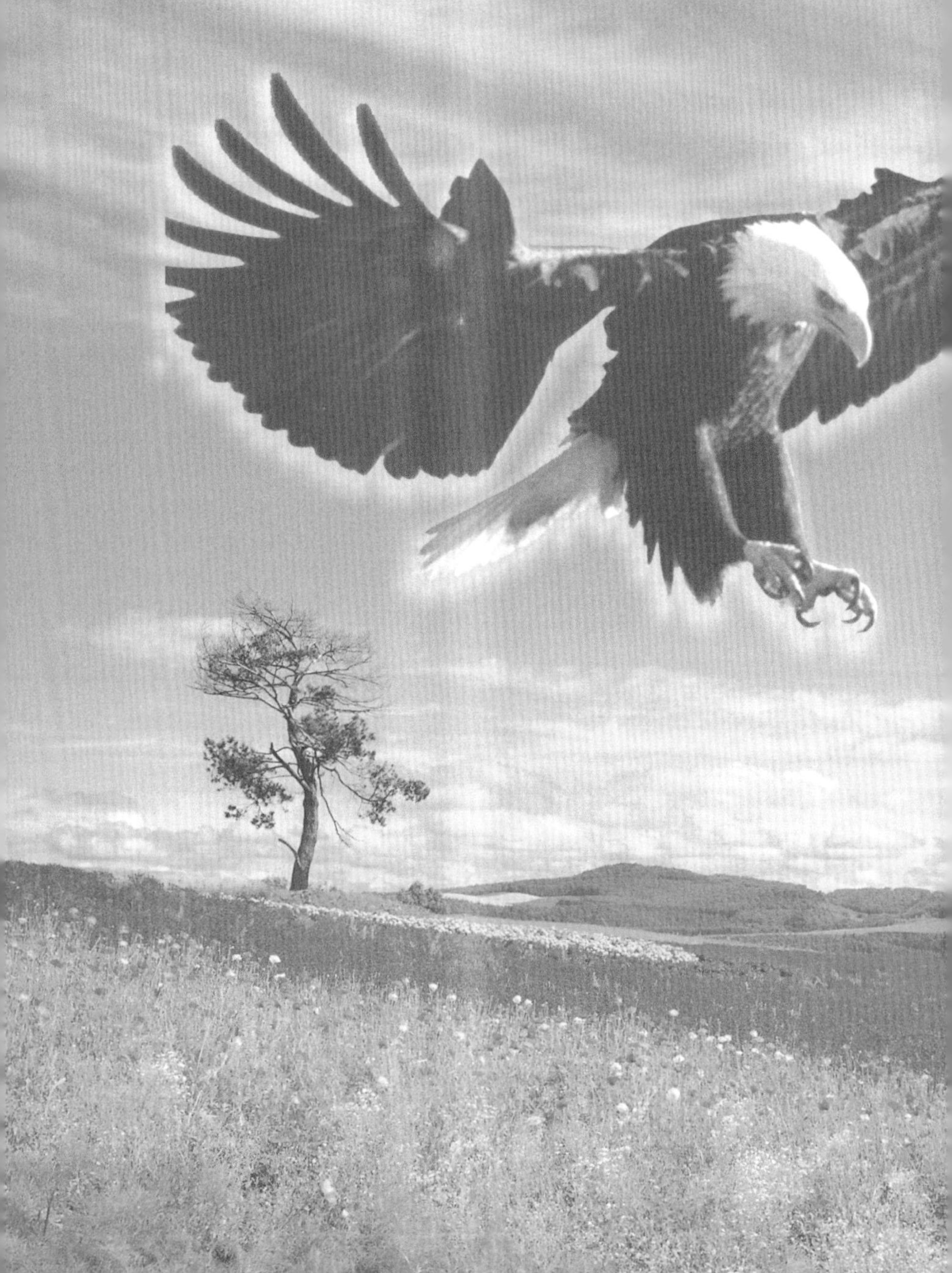

大展好書　好書大展

品嘗好書　冠群可期

實用武術技擊 ⑲

女子防身術

宋勤 編著

大展出版社有限公司

國家圖書館出版品預行編目資料

女子防身術 / 宋 勤 編著
——初版，——臺北市，大展，2008〔民 97 . 11〕
面；21 公分 ——（實用武術技擊；19）
ISBN 978－957－468－645－2（平裝）
1. 防身術
411.96 97017223

女子防身術

ISBN 978－957－468－645－2

編　　著／宋　　勤
責任編輯／張　　力
發 行 人／蔡 森 明
出 版 者／大展出版社有限公司
社　　址／台北市北投區（石牌）致遠一路 2 段 12 巷 1 號
電　　話／（02）28236031．28236033．28233123
傳　　眞／（02）28272069
郵政劃撥／01669551
網　　址／www.dah-jaan.com.tw
E－mail／service@dah-jaan.com.tw
登 記 證／局版臺業字第 2171 號
承 印 者／弼聖彩色印刷有限公司
裝　　訂／建鑫裝訂有限公司
排 版 者／弘益電腦排版有限公司
授 權 者／北京體育大學出版社
初版 1 刷／2008 年（民 97 年）11 月

定　價／230 元

目　錄

第一章　爲什麼要學女子防身術 …… 5
第二章　徒手反擊基本技法 …… 15
第三章　基本練習方法 …… 39
第四章　戰勝恐懼感 …… 47
第五章　對付扼頸的方法 …… 53
動作 1　和正面扼頸的解脫和還擊方法 …… 54
動作 2　被超近距離扼頸的解脫和還擊方法 …… 58
動作 3　被圍巾絞頸的解脫和還擊方法 …… 60
動作 4　被背後圍巾絞頸的解脫和還擊方法 …… 62
動作 5　被壓倒在地扼頸的解脫和還擊方法 …… 65
動作 6　被圍巾勒頸在地的解脫和還擊方法 …… 69
動作 7　最後的手段 …… 71
動作 8　被正面抓住頭髮的解脫方法 …… 73
動作 9　被從腦後抓住頭髮的解脫方法之一 …… 76
動作 10　被從腦後抓住頭髮的解脫方法之二 …… 79
動作 11　腦後頭髮被向後拽的解脫方法（適用於長髮女性）…… 80
動作 12　被從正面抓住頭髮的解脫方法 …… 81
動作 13　手腕被抓的解脫和還擊方法 …… 82
動作 14　被向後扭住手臂的解脫和還擊方法 …… 84
動作 15　被從側面抓住手腕的解脫方法 …… 88
動作 16　雙手手腕從正面抓住的解脫和還擊方法 …… 90
動作 17　被從背後抓住手腕的解脫和還擊方法 …… 93
動作 18　被從側面抓住手腕的解脫和還擊方法 …… 97
動作 19　被雙手控制住手腕的解脫和還擊方法 …… 100
動作 20　被從正面扼住手腕的解脫和還擊方法（舉手狀態）… 102

動作 21　被從正面擁抱的解脫和還擊方法之一
（雙手未被控制）…… 104
動作 22　被從正面擁抱的解脫和還擊方法之二
（雙手未被控制）…… 106
動作 23　被從背後擁抱的解脫和還擊方法 …… 108
動作 24　被從正面抱住的解脫和還擊方法（雙手未被控制）… 112
動作 25　被從側面抱住的解脫和還擊方法 …… 114
動作 26　被從後面箍住脖子的解脫方法 …… 116
動作 27　被捂住臉的解脫和還擊方法 …… 118
對付持刀歹徒的方法
動作 28　受到持刀歹徒威脅的解脫和還擊方法 …… 119
動作 29　被持刀歹徒抓住肩膀的解脫和還擊方法 …… 123
動作 30　對付匕首刺向頭頂的解脫和還擊方法 …… 126
動作 31　遇到持刀攻擊的解脫和還擊方法之一 …… 129
動作 32　遇到持刀攻擊的解脫和還擊方法之二 …… 131
動作 33　遇到從背後持刀攻擊的解脫和還擊方法 …… 133
全面攻擊
動作 34　雙手被兩個襲擊者同時抓住的解脫和還擊方法 …… 136
動作 35　被兩名襲擊者從前後兩個方向控制的解脫和還擊
方法 …… 140
動作 36　側身技法——背後襲擊 …… 143
動作 37　側身技法——正面襲擊 …… 145
第六章　對付辦公室性騷擾的辦法 …… 147
動作 1　臀部被摸的對付方法 …… 149
動作 2　被抓住膝蓋的對付方法 …… 151
第七章　日常用品用作武器 …… 153
後記　本書的使用方法 …… 159

第一章

爲什麼要學女子防身術

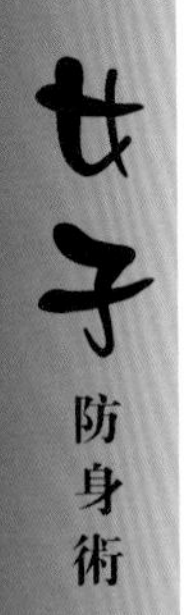

夜色中，一位女性隻身一人走在黑暗而空曠的街道上，忽然她感覺到有人在跟蹤她，她該怎麼辦？

我們經常能夠從媒體上看到關於女性人身或財物受到侵犯的報導，其中，許多女性的身心造成了極大的傷害。儘管傷痛可以治癒，但是所造成的心理創傷將會影響她們數年之久，甚至會持續終生。

與此同時，伴隨著社會的發展，性騷擾以及女性自我保護的問題也日益成為人們關注的焦點。

如何遏制針對女性的暴力犯罪呢？

社會輿論提出了很多的建議，比如增加警力、考察社會犯罪的根源並加以糾正，等等。而所有這些對於隻身一人在黑夜空曠街道上遭到歹徒襲擊的女性來說，並不能提供有效的幫助。況且，歹徒在力量、體能和心理上佔據著絕對優勢，並有可能帶著兇器，隨時會對她們造成更進一步的侵害。她應該怎麼辦？

我們吃驚地發現，絕大多數女性並不知道怎樣防範自己不受到諸如強姦或搶劫之類的侵害，雖然，每一位女性都不否認在空曠夜色中的恐懼感和戒備心理。在日常的生活中，多數女性往往迴避考慮諸如「如果我遇到歹徒怎麼辦」之類的問題。再問，許多女性會堅定地回答「反抗」，甚至「以死相拼」。但是，當真正遇到侵害，束手無策是她們絕大多數的表現。而且，針對各種場合的性騷擾，多數女性都選擇了沉默。

在西方社會，甚至包括員警都認為，單純的反抗並不一定是最好的方法。許多資料顯示，一些女性在遇到侵害時試圖保護自己，但是往往激怒對方，引起攻擊者更激烈的行為。所以西方許多專家認為，最安全的辦法就是不反抗。在一些女子防身手冊裏也提到，女性應隨身備著保險套，發生侵害時，可要求對方使用。然而，事實上對於中國的女性來說，由於受到傳統文化的影響，可能心理傷害比身體傷害更為嚴重。受害者不但受到身體上的創傷，往往還讓受害者受到他人的歧視，在心理上留下巨大的陰影。這些傷害，甚至會讓她痛苦一生！因此，我們認為一味屈從並不是一個好的選擇。

想要讓女性擺脫男性的侵害，最好的方法就是儘量減少在身體較量中的懸殊差異，但這並不是件容易的事。因此，很多人就認為女性沒有能力保護自己不受男性的侵害。然而事實並非如此，人們都說男人比女人更有力量，並絕對佔據上風，其實力量並不代表絕對的強者，如果女性能夠掌握了正確的方法，同樣可以取勝，其中的訣竅就在於對力量的巧妙使用。

的確，當一位女性受到攻擊時，她不可能明辨強姦犯的攻擊方法，無效反抗往往是徒勞的，以至於可能會受到更深的傷害，甚至被殺害。但是，如果反擊是有效和堅決的，就很可能讓強姦犯知難而退，從而得以逃脫。

有統計資料顯示，女性受到攻擊的時候，最初的反抗往往有可能幫助她們逃脫。強烈地反抗有可能使得攻擊者改變主意。確有不少女性採取了回擊的手段，為什麼歹徒要冒著受到你傷害的風險呢？如果不是慣犯，歹徒在犯罪時同樣存在巨大的恐懼心理。

毋庸置疑，無效地反抗是危險的。但是，如果你的身體足夠健壯，或是掌握了防身技巧，那麼你完全應該有勇

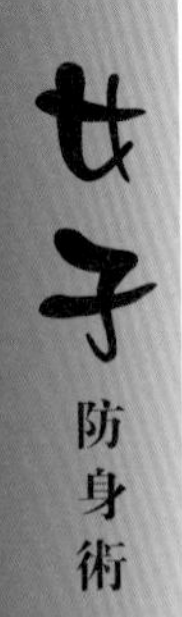

氣讓歹徒離開你，讓自己免受侵害。

你可能會說，你不可能去傷害一個哪怕是攻擊你的人，甚至一些參加防身術學習的女性也說她下不去手。當遇到這樣的問題，你可以問自己：「如果不回擊會有什麼樣的後果呢？」然後你再去看一看報紙上的相關報導。看了之後你就會堅定地說「好吧，我打，打哪裡？打多重？」

首先應該清楚，不管是什麼防身術，都不可能讓你在朝夕之間就成為高手，一招把歹徒打趴下，那是絕對不可能的事。本書所有技巧都是專門為女性設計的，是讓女性在遇到意圖不軌的色狼時所採取應急措施。

從理論上講，女性與男性在生理結構上的確有很大的差異。女性在身高上較為矮小，骨骼也沒有男性粗壯，肌肉更沒有男性發達，而且在人體各項基本素質中，如力量、速度、耐力、受打擊的耐受力等都比男性差。

具體來說，女性的肌力僅為男性的三分之二左右，速度約為男性的50%～85%，耐力約為男性的60%～80%，而且女子的心血管、呼吸等系統功能都不及男子。正因為女性與男性在解剖和生理上存在著很大的差異，所以女性在與男性歹徒的搏鬥中，處於敵強我弱的劣勢，不能單純與歹徒正面對抗交手，只能針對歹徒要害部位進行「巧打」，才能做到「一招制敵」。女性的這種「巧打」，除了要掌握好打擊的部位、時間、距離外，還必須充分地發揮身體能力，才能奏效。

有些防身術的手法要求很高，出手很重，似擒拿格鬥，要掌握是不太現實的，因為女性普遍力量不大，往往一拳打出去不是沒打到人，就是馬上被人制服住；即便是擊中歹徒，一般對方也是毫髮無損。所以，在本書介紹的反擊技法中，拳並不作為主要技法，而且有些拳法，如重拳法也不太適用於留長指甲的女性，因為過長的指甲容易刺痛自己的手掌。長指甲的女性可以採用「虎爪」攻擊對手的面頰，利用長指甲抓其臉部。這是將不利因素轉為有利因素的一個實例。

那麼不用拳，用什麼反擊呢？當然就得用比拳更狠的招數了。

大多數女性顧慮她們的體力和個頭不如歹徒強壯、高大，但是沒有關係。大膽回擊！充分發揮自身的優勢。首先，因為個子小，一般重心就較歹徒更低，易於控制平衡。這樣你就有了一個進行自衛的穩定平臺；其次，女性的動作較為靈活，出手較快，可以將攻擊者的力量用於回擊其自身。

本書所授方法還充分利用反關節原理。這種方法不僅僅適用於女性，體力弱小者也適用。利用反關節原理，不僅可以巧妙地使用自己的四肢攻擊對方的薄弱部位（如肘關節或者膝關節），還可以將身材比自己高大的對手摔倒。

我們將教授你如何對抗侵害者。掌握了這些技巧，你可以對付個頭或者力量遠大於你的對手。本書還介紹了一些靈活運用的原則，比如儘量攻擊對手的薄弱環節，如大拇指等。

千萬記住，受到攻擊，你當然有可能受傷，但是受傷的程度取決於你的行動。

你要明白這是意志的較量、心理和體力的較量、勇氣和信心的較量。你必須首先要在心理上戰勝對手。

只要按照本書經常練習，你一定可以防範大部分歹徒的襲擊。

一、防護爲先

對於女性來說，最有效的防護辦法就是加強自我保護，保持警惕，避免將自己置於危險的境地，將受到攻擊的可能性降到最低。以下是我們給女性朋友的一些建議：

日常必備

◆晚上出門儘量拿件外套，將皮包套住，避免被搶劫。

◆平常在身上一定要備有各種金額的零錢（硬幣）。開兩個以上的銀行戶口，平常只帶放零用錢（出門夠用就好）的提款卡。

◆皮夾內放有自己的名字及親友名字、電話的小卡片。

獨自出門

◆避免衣著暴露、裝扮性感。

◆避免單獨出行與夜間出行，避開照明不足的地方或人少的地方。如果夜間獨行，手裏最好拿點東西，即使是捲著的雜誌也比徒手要好。

◆隨時注意周圍環境，發現可疑情況立即避開。

◆搭乘計程車時，注意前後座有沒有人。

◆晚歸時，應走燈光明亮的街道，或是逆向行走，以便掌握路況。

◆上樓前，如果有門禁，應先按門鈴，讓家人知道你回來了，以避免在樓梯裏遭到歹徒的侵害。

◆回到家門之前準備好開門的鑰匙，不要站在門口才找鑰匙。

◆注意不要雙手插兜單獨走路。如果雙手提物，應可以隨時方便地把它們丟在地上。有些女性在危急時刻不是保護自己，而是忙著保護物品，這實在是不應該。

◆身背挎包走路的時候，注意挎包不要放在身體側面，也不要把手指穿過包上的金屬環，而是應該將挎包放在胸前，用前臂護住（圖 1–1，圖 1–2）。

◆夜間獨自走路，注意走在道路中央，避開街巷出口或屋門口，那些地方往往是歹徒的藏身之所。

◆對走在你身後的人要特別加以警惕。你放慢腳步，看他是否也放慢腳步。對於街道對面的人也要特別加以注意。如果有人向你走來，你加快腳步，如果他也隨之加快，那就可能有危險了。據研究，對於女性來說安全距離是 30 公尺，少於這個距離就應該提高警惕。一旦發現被跟蹤時，可以用腳踢或用皮包拍打路邊停靠的

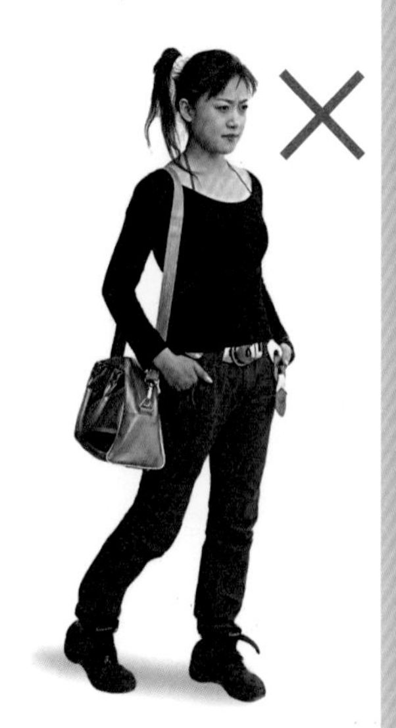

圖 1–1

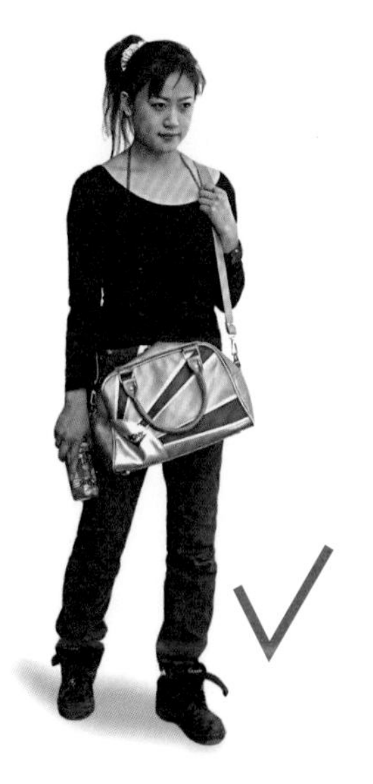

圖 1–2

車輛，目的是觸發報器響，引起別人注意。

◆如果女性獨自一人在公共場所喝東西，且沒有喝完就去上廁所或離開打電話，回來後最好不要再喝了，以免中間被下藥。

◆進出電梯注意同乘者是否面露邪惡，不按樓層，要儘量站在控制鈕的地方，一旦被攻擊，立即用手拍打每層樓按鈕，此時，電梯會在每個樓層停下來，同時對外大喊失火了！不要徒手與歹徒搏鬥。

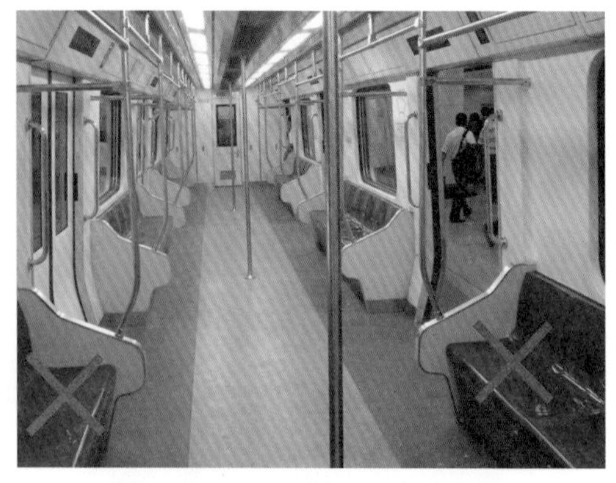

圖 1-3　×為最安全的座位

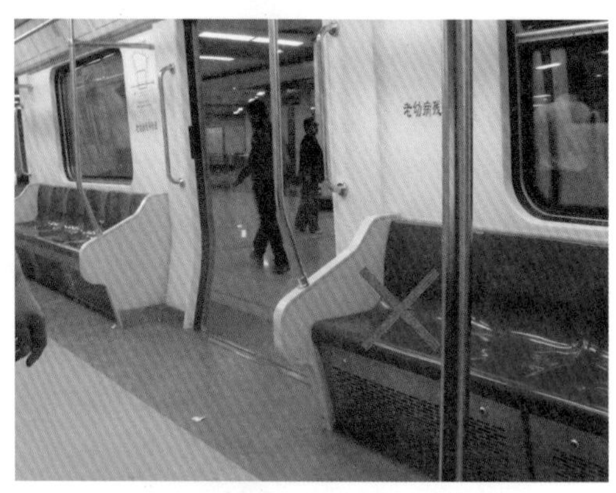

圖 1-4　將歹徒制伏於走道

◆在夜間乘坐公共交通工具時，避免坐在空著的或有男人的隔間內，儘量和女性或夫婦坐在一個隔間。一旦發現與男人單獨處於一個隔間，立刻下車。乘地鐵則儘量坐在靠門的位置，以便一旦發現危險迅速逃脫（圖 1-3，圖 1-4）。

獨自駕車

◆如果是女性單獨駕車，上車前應注意周圍有沒有人，上車後第一個動作是按下門鎖，以防有人突然開門而入；停車時，千萬不要把家裏電話寫在車窗前，避免有人故意叫你移車時行兇。

◆行車時，也一定要把車門反鎖。

◆為防假車禍，真搶劫，碰到車禍，千萬不要馬上下車，最好先冷靜觀察對方是否有幾個人，如果來者不善，最好馬上開走，同時猛按喇叭，引起旁人的注意。

◆停車時，如果有其他車跟著，停妥後，不要馬上下車，先等對方車走遠，以防被劫持。停車熄火熄燈後，留在車內觀察片刻再開車門出來，將值錢的東西放在看不見的地方。

萬不得已

◆女性朋友可備著保險套，發生不幸時，要求對方使用。

◆發生不幸時，一定要鎮定，記得對方的特徵，並留下證據。

這樣做才能能把發生意外的可能性降到最低，若不幸發生了意外，也要盡可能將傷害減到最少。

◆不要坐在雙層巴士的上層，也不要與陌生人說話，或者回答陌生人的任何問話。儘量表現得粗魯，或者裝作聾啞，以便保護自己免受攻擊。

◆如果在街上有人向你問路，婉言拒絕，並用語言提

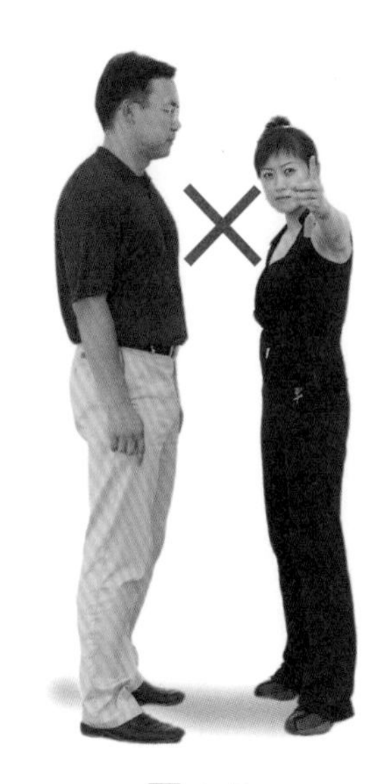

圖 1–5
指路的錯誤姿勢

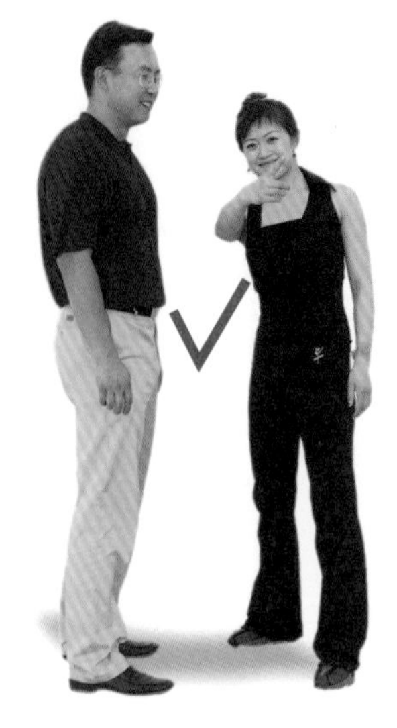

圖 1–6
指路正確方式

示他有人在前面等你。注意目光不要放鬆對他的警覺。指路要用靠近他的那隻手（圖 1–5，圖 1–6），注意保持挎包遠離他的肩頭，並且用另外一隻手護住挎包。

◆如果你搭一個熟人的便車，那人有過火的舉動，那麼先用語言警告他。如果沒有奏效，在遇到紅燈或堵車的情況下汽車停車時，立即下車。不要要求他停車，因為那會讓他知道你的意圖，進而阻止你。

◆如果到生疏的地方去參加聚會，特別是參加熟人很少的聚會，一定注意觀察周圍的環境，比如樓下的衛生間是否有可供緊急情況下逃脫的窗戶。

◆有人說千萬不能食用聚會上提供的食物，這未免有些過慮了。不過對於陌生人給你的飲料倒是應該加以小心，悄悄把它倒掉就是了。無論出於什麼樣的動機，別有用心或者僅僅是惡作劇，總免不了有人會往飲料裏面放迷幻劑，其結果往往是令人不快的，甚至是危險的。

有人會說這是偏見。總之小心不為過吧。

第二章

徒手反擊基本技法

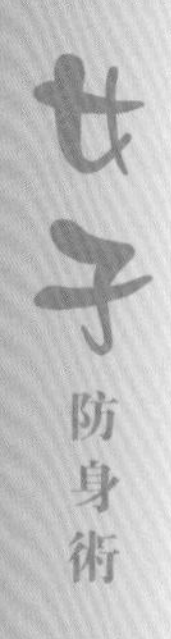

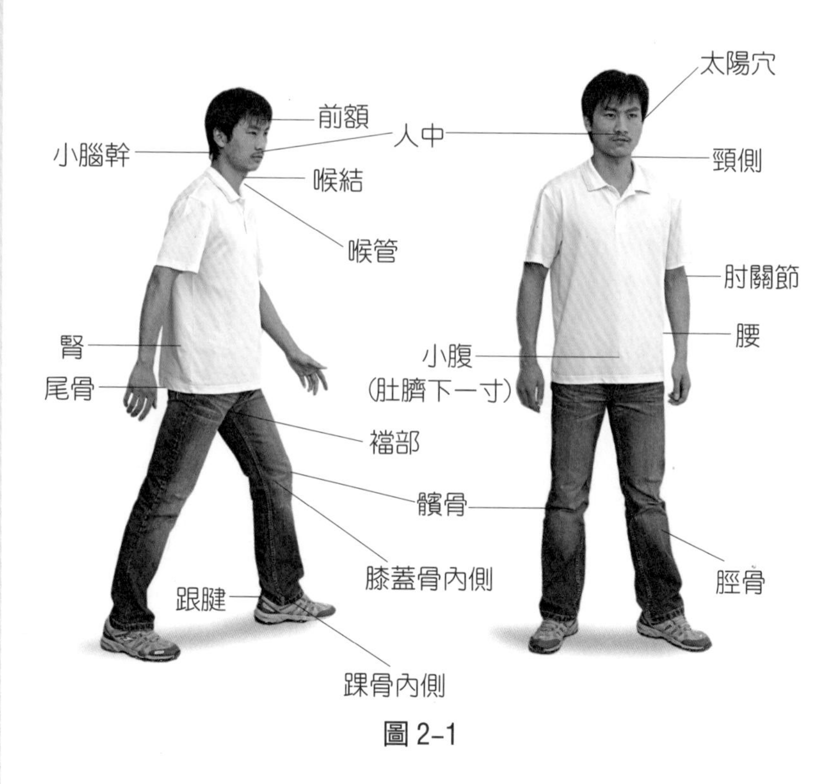

圖 2-1

人身體的各個部位（肘部、膝蓋、手指、拳頭、臀部等等），都可以用於抗擊歹徒。在後面的內容中我們會逐步教會你使用這些「武器」。身體部位見（圖 2-1）。

拳

雖然女性可以使用，但我們這裏不推薦女性正面直接使用拳攻擊歹徒。一是多數女性指甲較長，不適合使用拳；二是女性的力量很難發揮拳的作用，正面以拳攻擊歹徒，往往會受制於人。但是拳依然是最便捷的攻擊手法，也更容易掌握，關鍵在於使用的時機和方法。

基本方法：緊握拳，使用手背的全部關節攻擊目標（圖 2–2，圖 2–3）。

攻擊目標部位：喉部、鼻子、太陽穴。千萬不要用於攻擊身體較硬的部位。

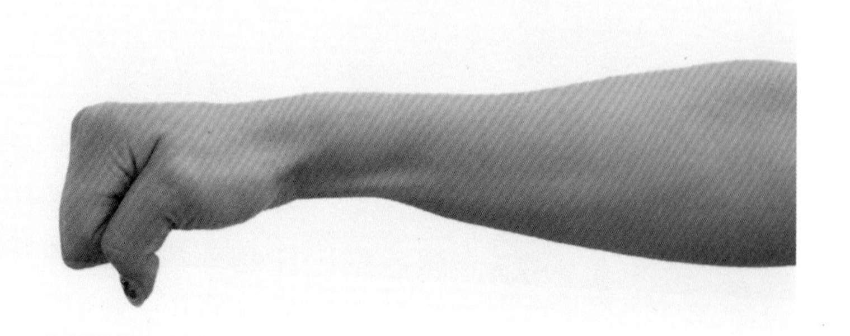

圖 2–2

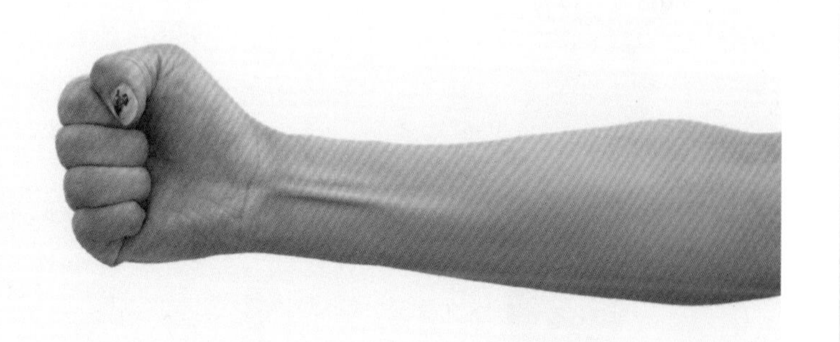

圖 2–3

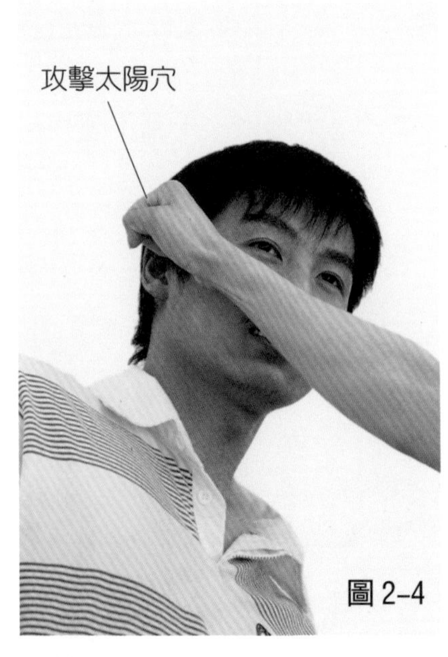

圖 2-4

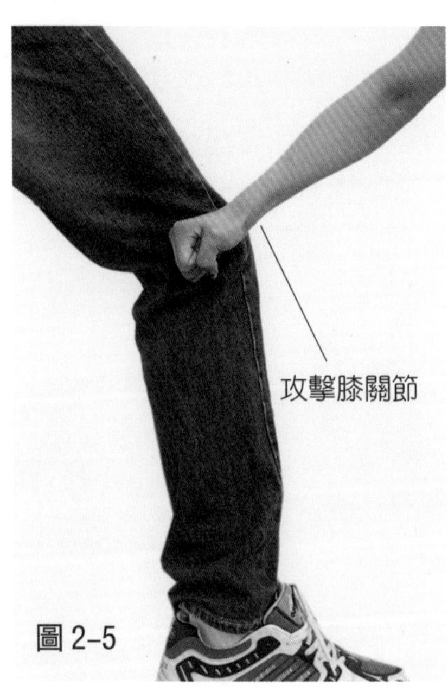

圖 2-5

錘　拳

基本方法：握緊拳頭，使用手掌下端直拳攻擊，如果指甲較長，不必將拳頭握得太緊。

瞄準目標，將手臂像鞭子一樣由肘部或肩膀甩出，同時以腰部為軸，轉動上半身，以加強攻擊力（圖 2–4，圖 2–5）。

攻擊目標部位：太陽穴、面部、腦後部、肘關節或膝關節。

掌

基本方法：利用從小指到手掌中部肉厚的邊緣部位進行攻擊（圖 2-6，圖 2-7）。

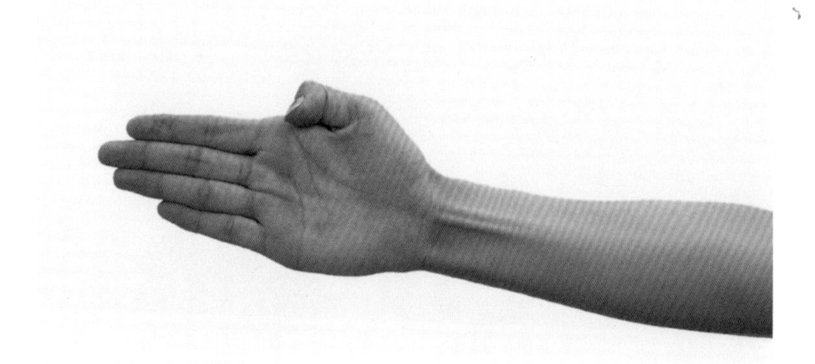

圖 2-6

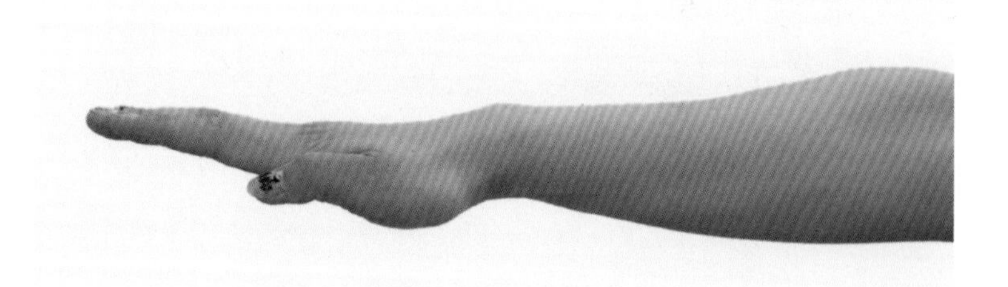

圖 2-7

使用掌砍向對方，立即跟進一個技巧動作（圖 2-8），或彎曲手臂，甩出手掌，砍向對方，重複數次（圖 2-9）。如對其襠部攻擊，則僅僅扭腰也可以造成對手的劇痛，從而給自己製造逃脫的機會（圖 2-10）。

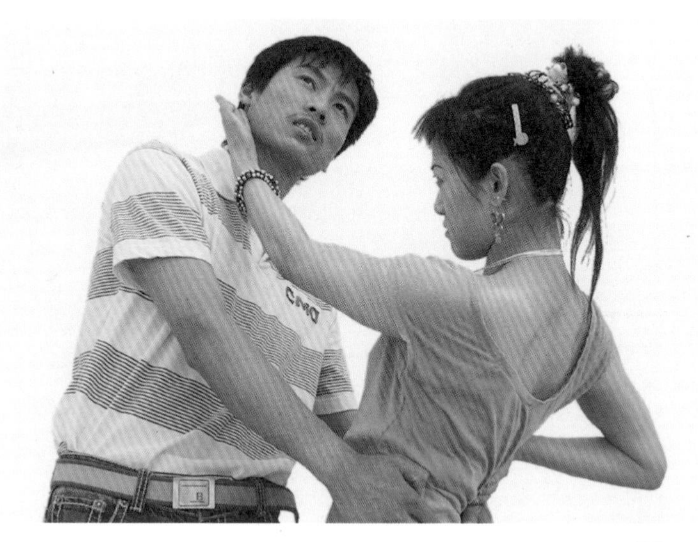

圖 2-8

攻擊目標部位：喉部、頸側和頸後、襠部、人中、太陽穴、耳後、肘關節或膝關節（即前面所指的「技巧動作」）。

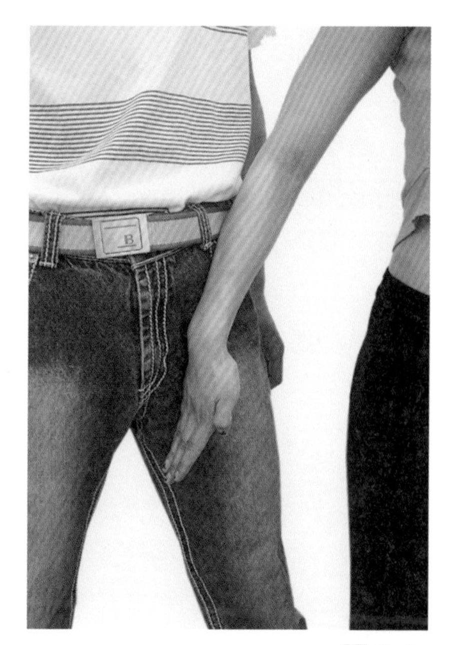

圖 2-9

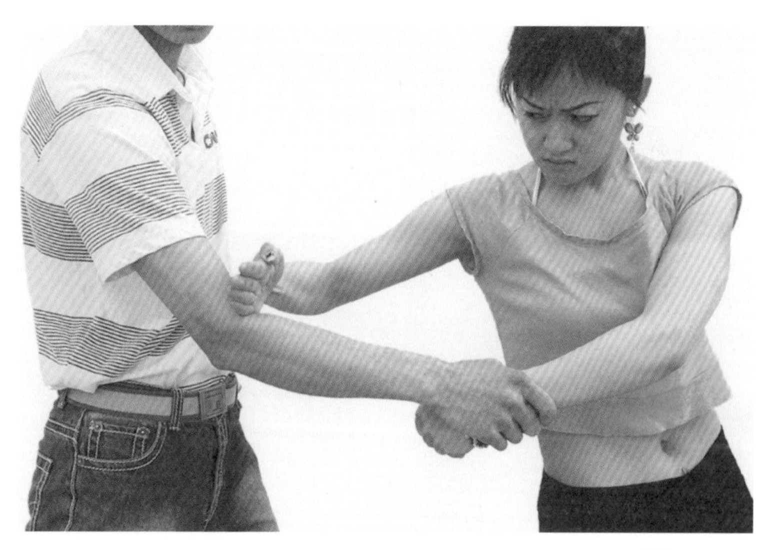

圖 2-10

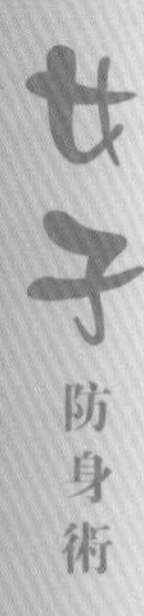

平　掌

基本方法：四指排列方式與掌相同，拇指彎向掌心，使用拇指關節較硬的部分向對手的對側一邊進行攻擊（圖2–11，圖2–12）。

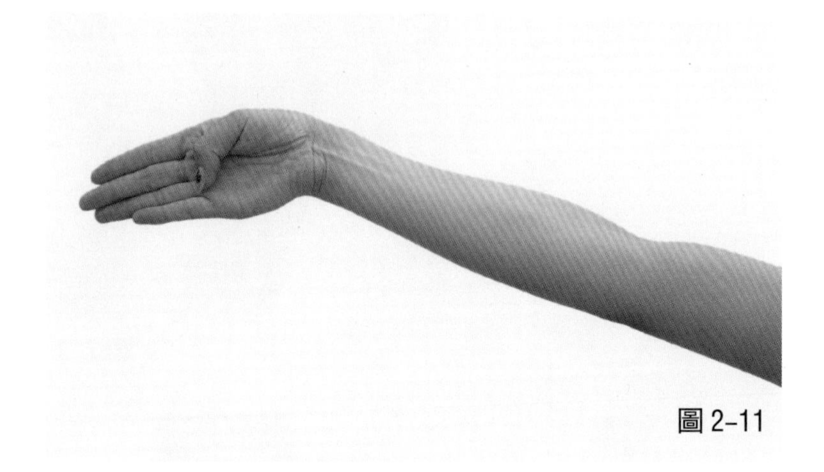

圖 2–11

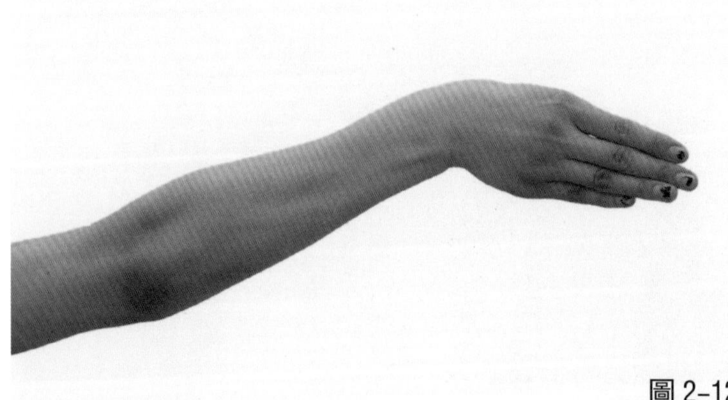

圖 2–12

攻擊力量、送出方式與掌相同，但手臂彎曲方向與之相反（圖 2–13，圖 2–14）。

圖 2–13

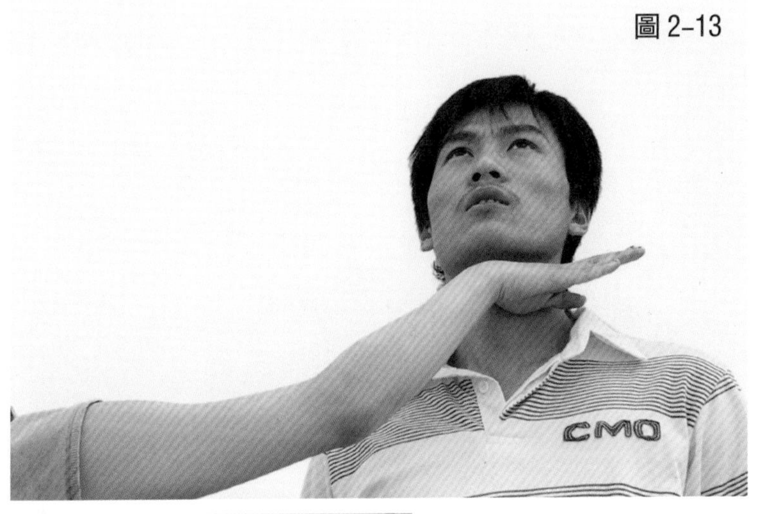

圖 2–14

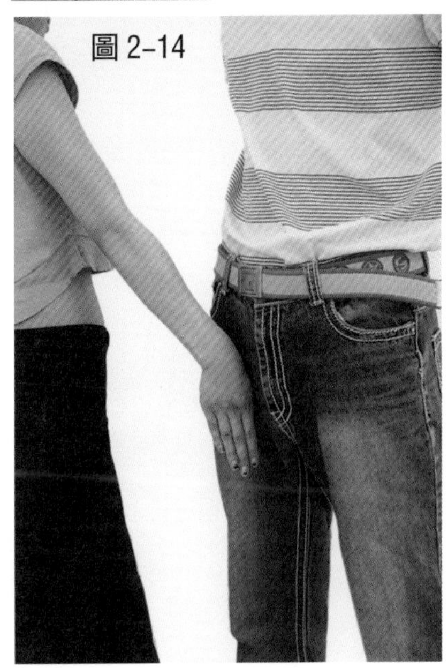

攻擊目標部位：咽喉、頸側、襠部。對身體較硬部位不要使用平掌，以免拇指關節受傷。

虎 爪

基本方法：彎曲手掌，手指彎曲，呈爪形（圖 2–15，圖 2–16）。

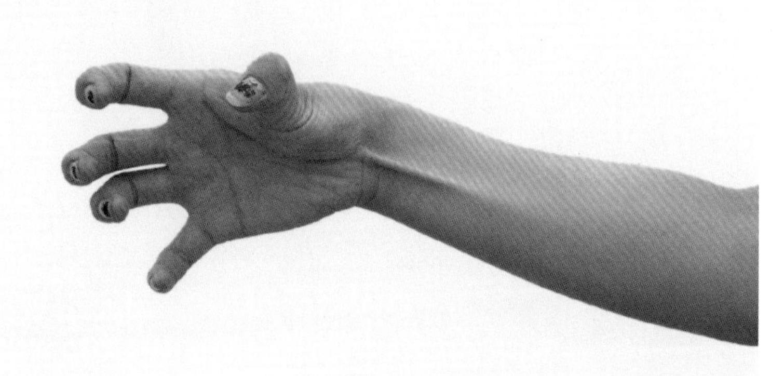

圖 2–15

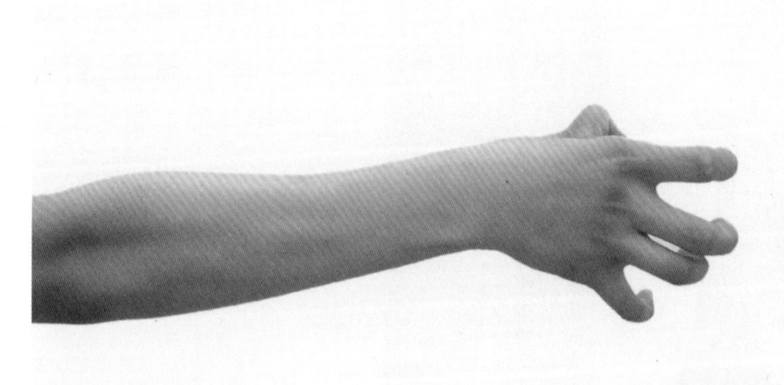

圖 2–16

攻擊目標部位：虎爪攻擊面部。掌根推向下巴，同時五指摳面部（圖 2–17）。

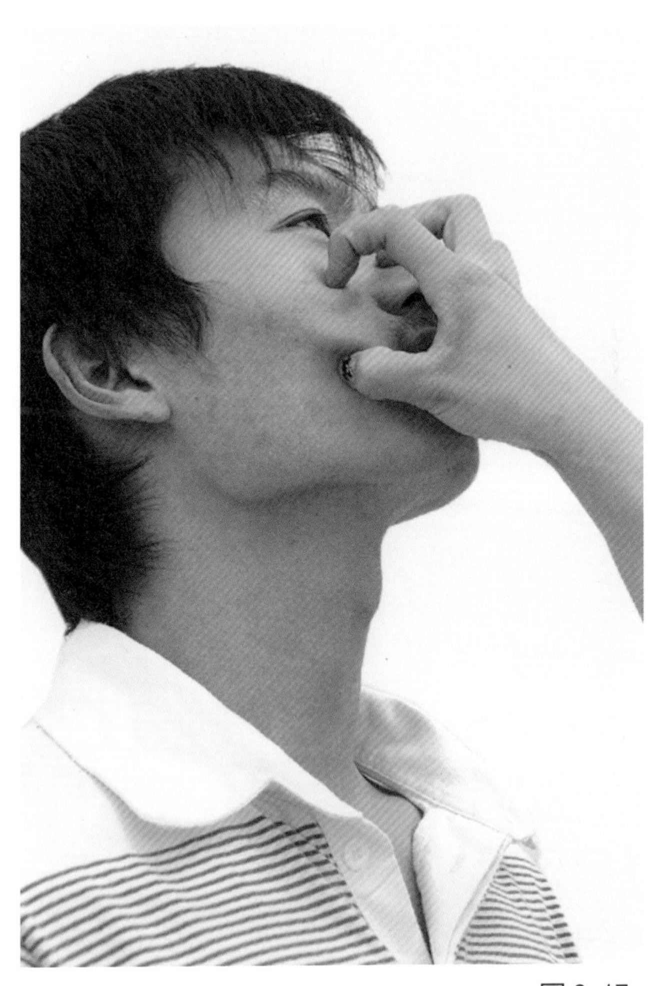

圖 2–17

掌　根

基本方法：使用掌根骨硬部分進行攻擊。用力須猛，手指呈爪狀彎曲，也可用於虎爪的後續攻擊（圖 2–18，圖 2–19）。

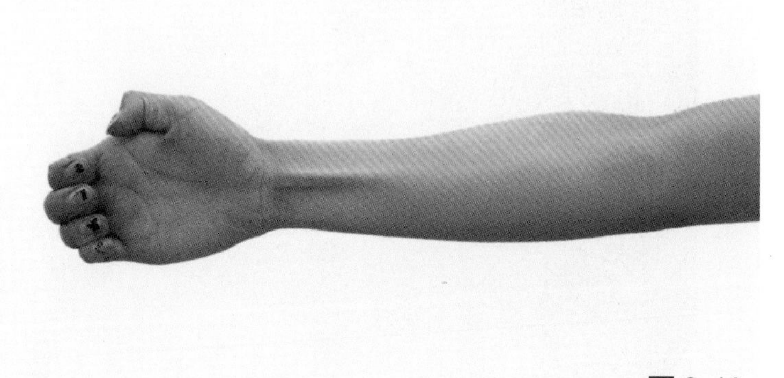

圖 2–18

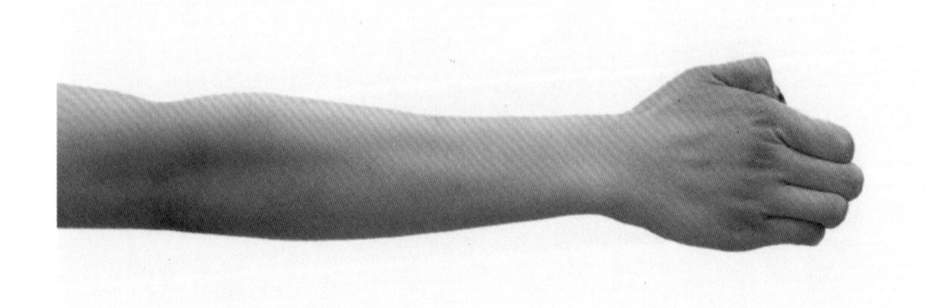

圖 2–19

攻擊須用力，想像穿透所攻擊的目標（圖 2-20）。

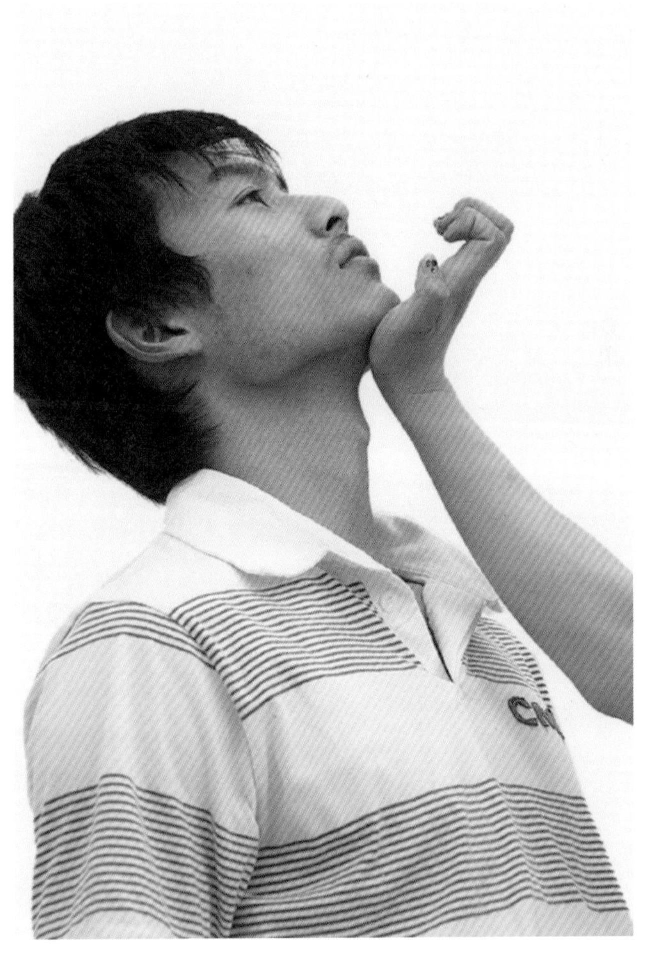

圖 2-20

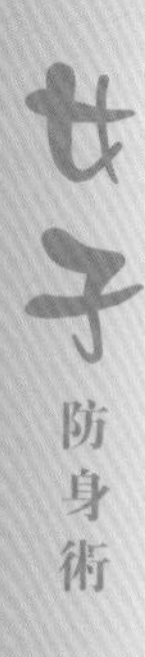

攻擊目標部位：下巴、前額、鼻子、太陽穴、耳後、肘關節、膝蓋內側、面頰中心（圖 2–21，圖 2–22）。目的在於打擊之前力量已被削弱的襲擊者。

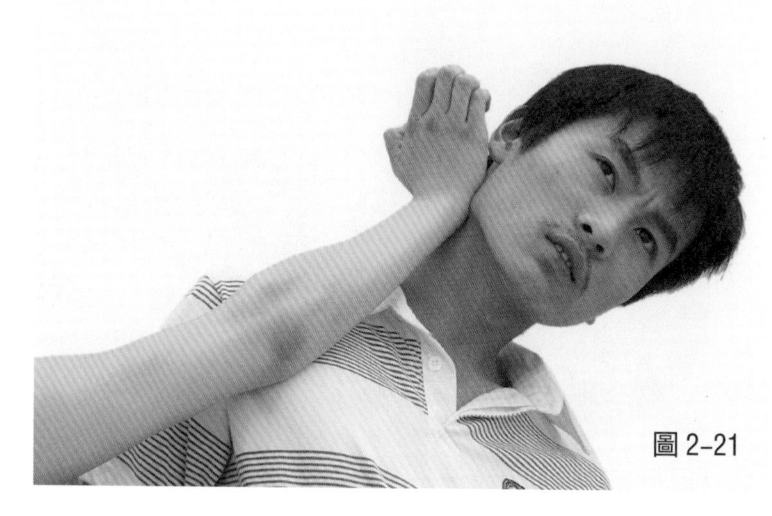
圖 2–21

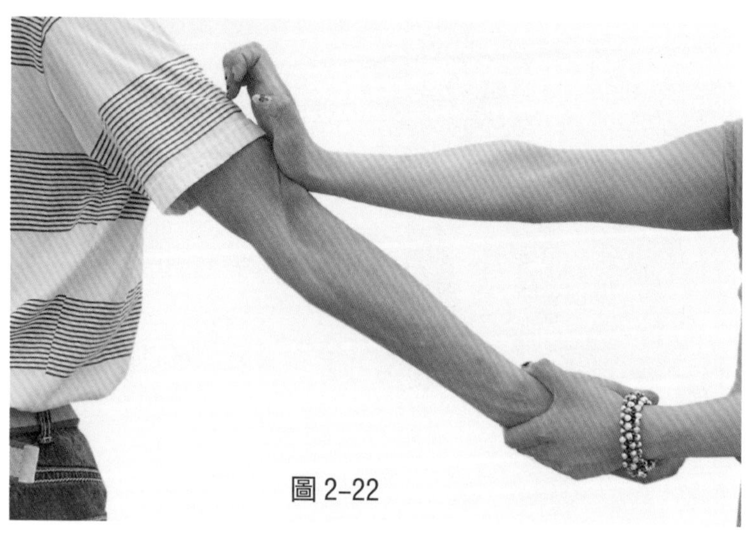
圖 2–22

踢

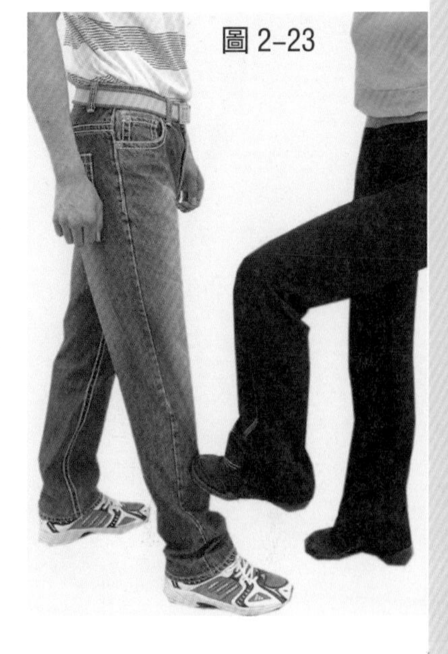
圖 2–23

只要運用得當，單獨使用踢法即可進行有效地還擊。圖 2–23，圖 2–24 分別為正面和側面的踢法攻擊。穿高跟鞋或前端開口涼鞋的女士，可捲起腳趾來使用腳。

注意： 只有經過長期訓練，身體足夠強壯的女性才有可能踢到對方襠部。其實只要踢到對方膝蓋或者脛骨，其攻擊力就足以使對方疼痛不已，無法逃跑。

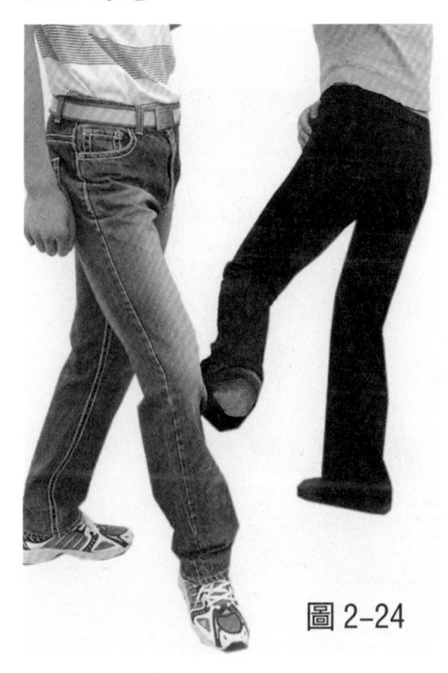
圖 2–24

在進行練習的時候請注意不要反覆快速踢陪練的膝蓋內側，這有可能造成對方損傷。面對陪練，腳踢出後可以向外輕轉，然後再接觸對方，以減輕傷害。

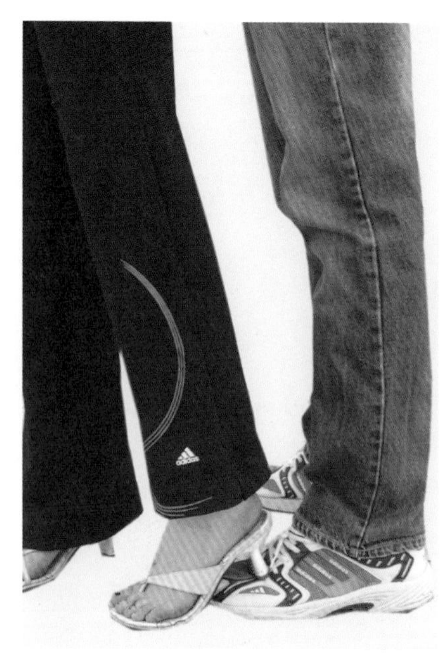

圖 2–25

腳後跟

如果遭到背後襲擊，可以向後猛踏腳後跟，用力踩住對手腳面。高跟鞋有助於將力集中於一點（圖 2–25）。穿平底鞋時的對策是翹起腳趾踩腳，這樣也可以將足部力量全部集中於足跟一點（圖 2–26）。

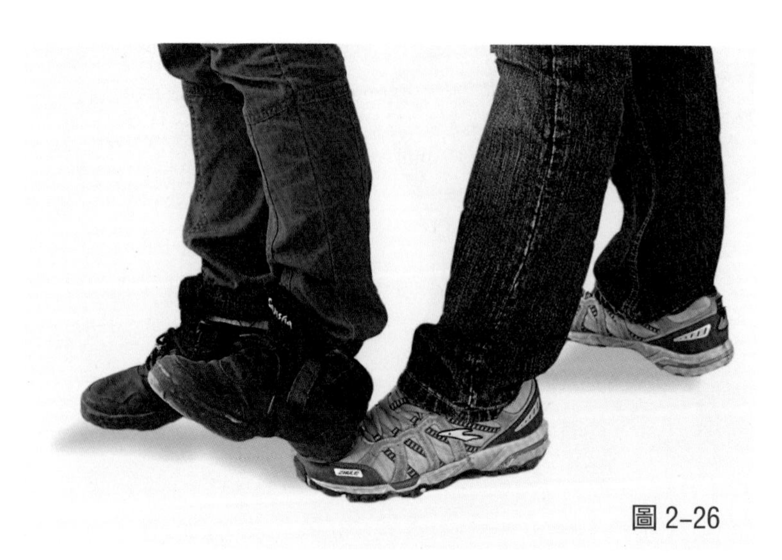

圖 2–26

揪耳和擰耳

抓住攻擊者的耳朵可以將其控制並拽倒他。拇指在前，其餘四指在後，抓住對方的耳朵，向側面拽（圖2-27）。

練習的時候，不要擰得太用力，那樣容易撕裂耳朵，特別是陪練不太注意你拉拽的方向時，往往容易發生傷害事故。

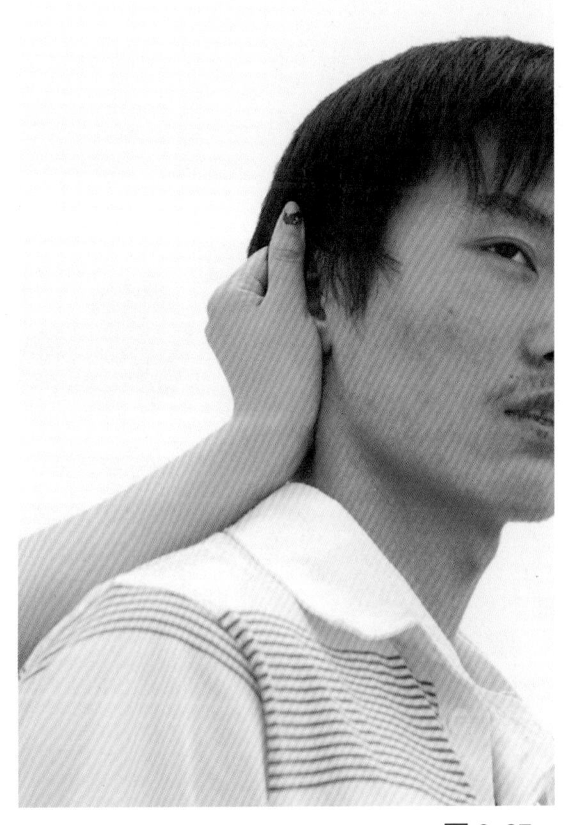

圖 2-27

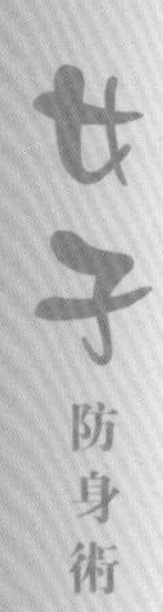

肩　頂

肩頂法運用得當可以有效制止攻擊者對你的侵襲。這招可以作為激烈反抗的開始。

基本方法：迅速聳肩，可同時踮起腳尖以加強攻擊力（圖 2–28，圖 2–29）。這個動作可以將陪練的頭彈回，如果力量夠大，他甚至可能咬掉自己的舌頭。還可以跟上掌，攻擊襠部。

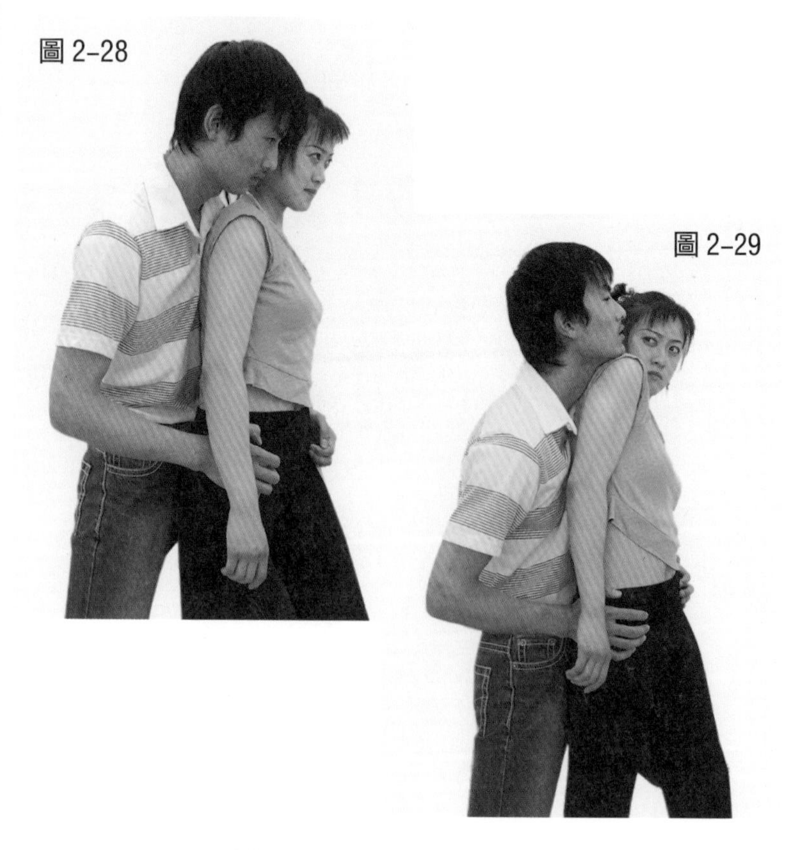
圖 2–28
圖 2–29

肘

肘是非常有利的武器，可以比掌更有效地攻擊對手的咽喉，也可以像棍子一樣有效地襲擊其咽喉或面部。

圖 2-30，圖 2-31 是肘打擊咽喉以及前擺小臂襲擊太陽穴的方法。另外，有多種肘部攻擊方法可供選擇。

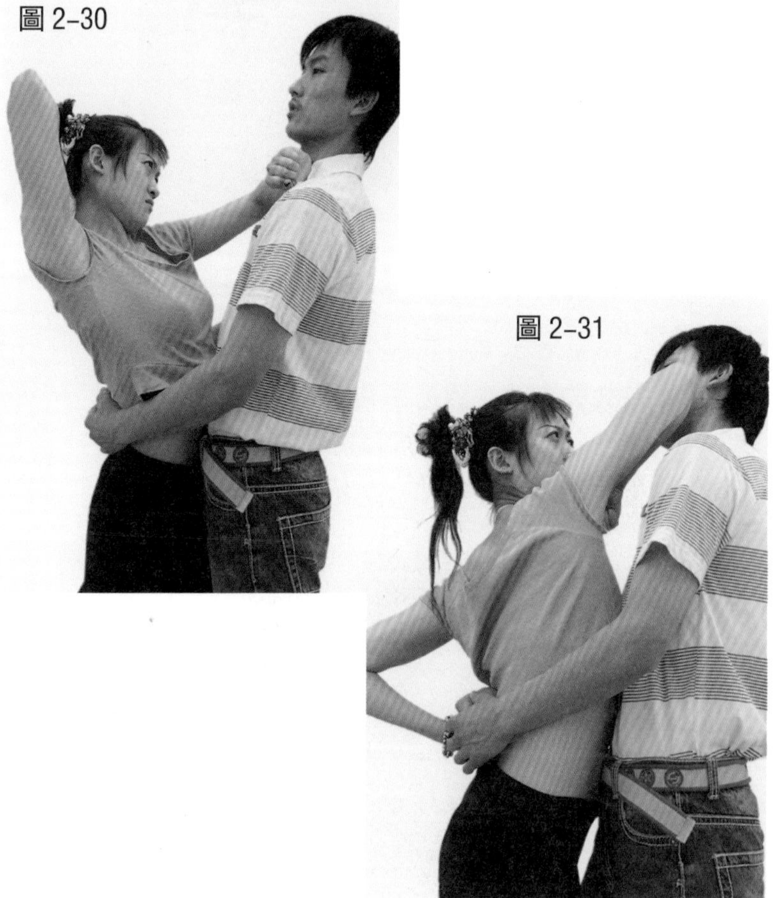

圖 2-30

圖 2-31

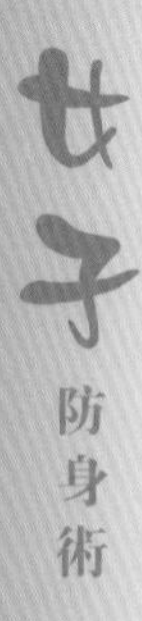

手指攻眼

人們往往認為，伸直食指和無名指戳對方的雙眼會給對手造成疼痛，從而讓他放手，這是一個誤區（圖 2–32）。

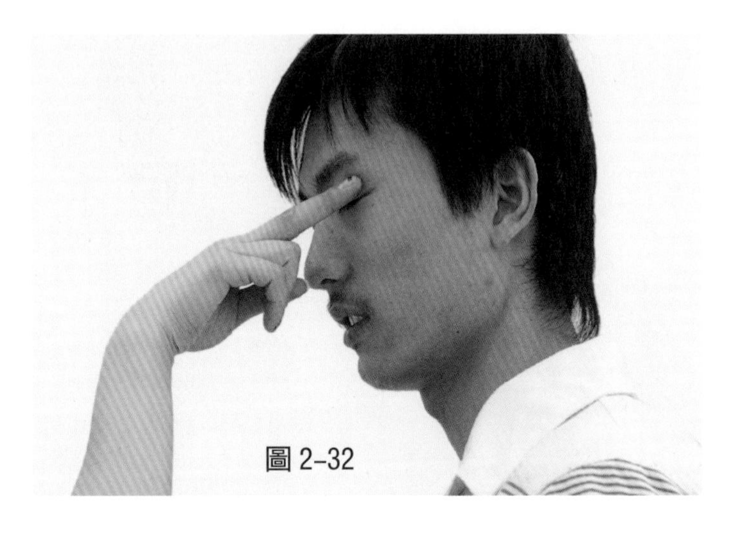

圖 2–32

更有效的方法是將拇指和食指併攏，去「啄」對手的眼睛（圖 2–33、圖 2–34），給一隻眼睛造成傷害就足夠了。當然，用的力量越大，效果也就越明顯。

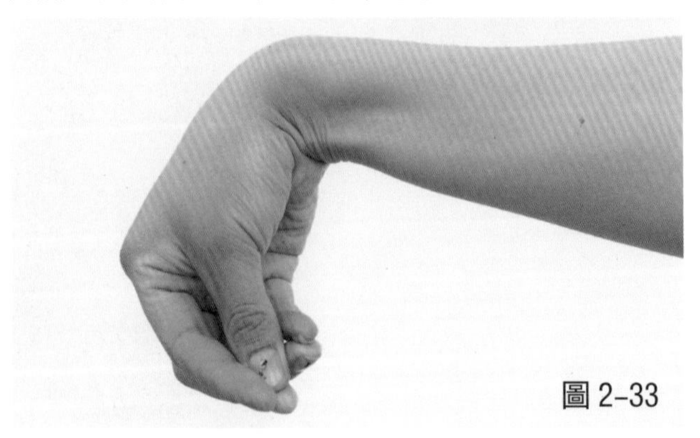

圖 2–33

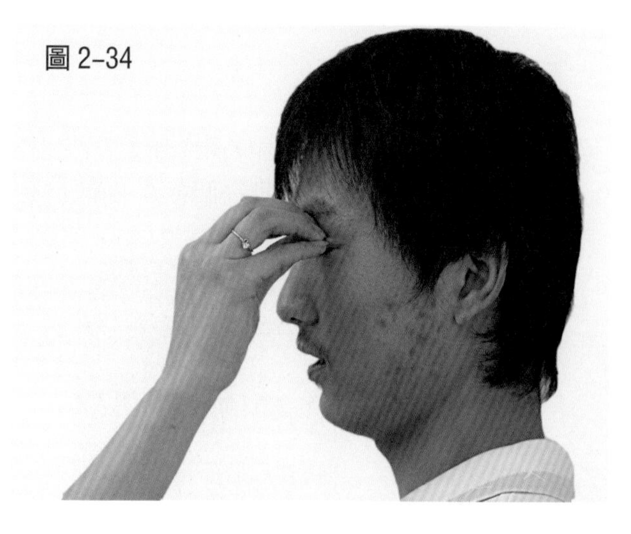
圖 2-34

交叉手臂防護

這招對於阻擋刺來的匕首和對頭頂的攻擊特別有效。

基本方法：直立，膝蓋微屈，雙手握拳，與腰部持平，掌心向上（圖 2-35）。

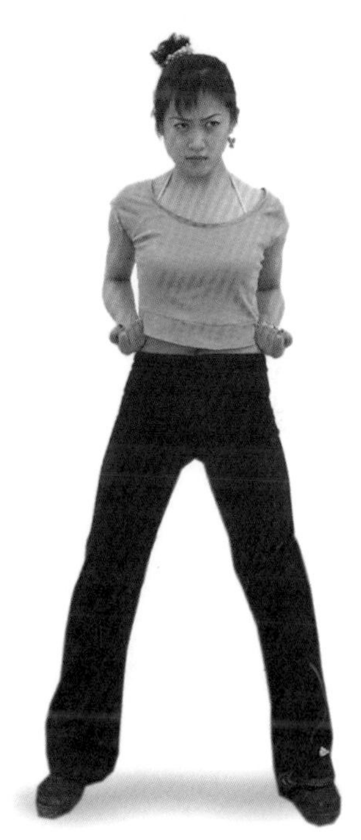
圖 2-35

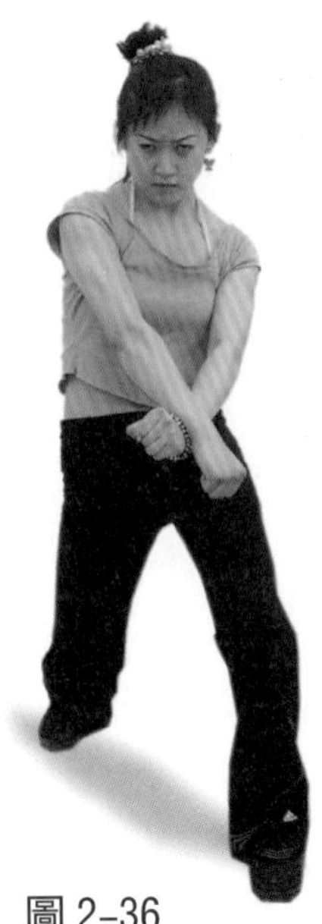

圖 2–36

向前一步（某些情況也可以向後一步），前擺雙臂，在腹前交叉，距腰約 10 公分（圖 2–36）。如果對手使用右臂或右腿攻擊，右臂疊放於左臂之上，這有助於採取下一步驟。拇指向上，雙手握拳（圖 2–37）。

注意：雙臂伸展程度相同，否則一側會受到對手較重的攻擊，或減弱自己的攻擊力。

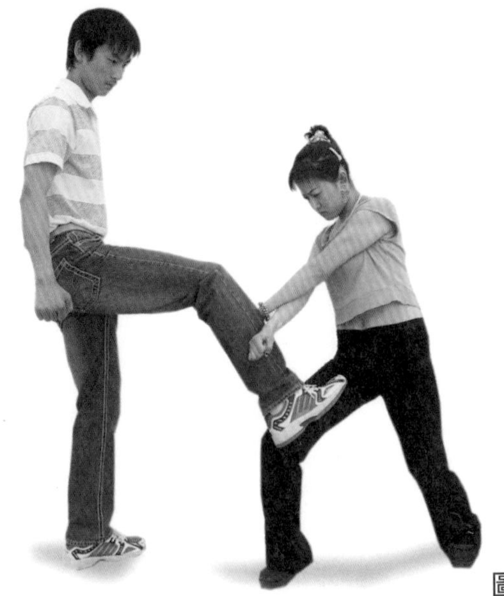

圖 2–37

使用交叉臂法：交叉臂法抵擋對頭頂的攻擊（圖 2–38，圖 2–39）。

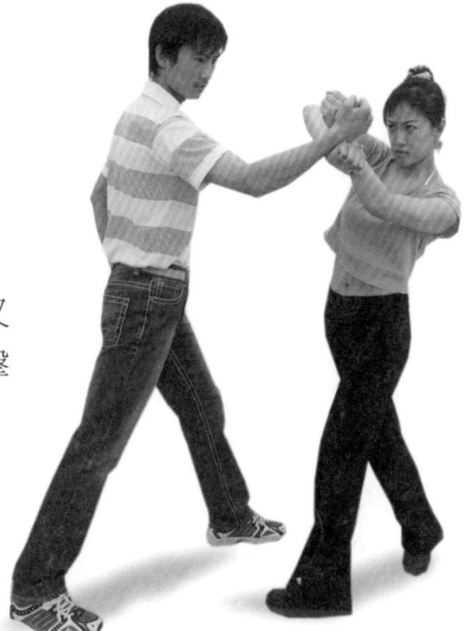

圖 2–38

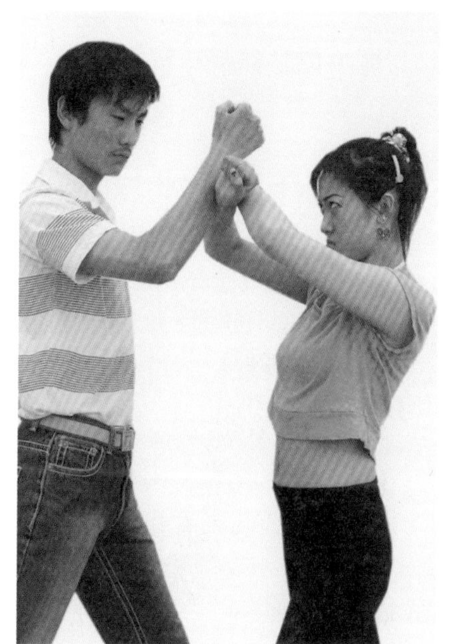

圖 2–39

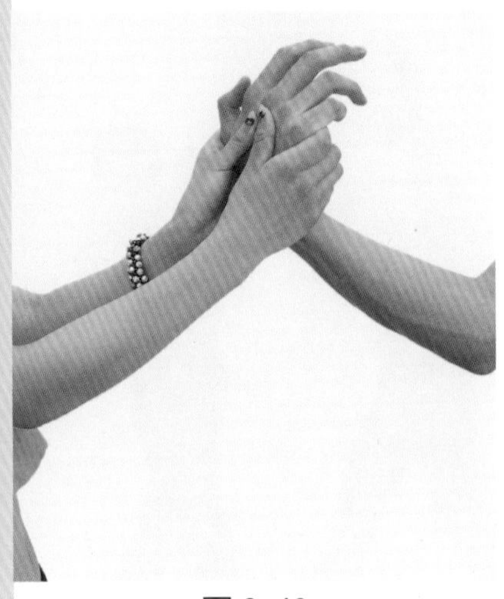
圖 2–40

鎖　腕

基本方法：用拇指將對手的手向內推，方向為小臂的外側（圖 2–40）。正確使用可以制服強壯的對手。

注意：推的方向一定要正確，如果推拇指是錯誤的，對手很容易逃脫。

練習的時候千萬注意，男人的這個部位的耐受力遠遠低於女性。用力過猛可能會扭傷陪練的手腕。

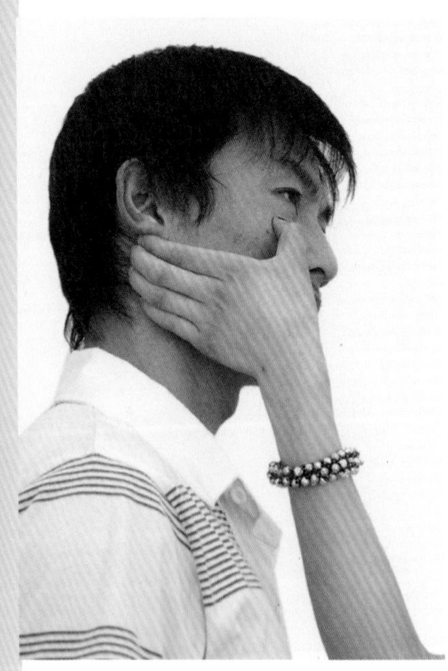
圖 2–41

壓迫耳後神經

這種方法需要反覆練習。耳後的神經非常敏感。最好使用拇指對此區域施加壓力。

基本方法：用力壓迫耳垂後部區域，直指顱心（圖 2–41）。如距離足夠近，最好使用雙手。

第三章

基本練習方法

以下練習可以加強靈活性，縮短反應時間。

練習一

●直立，雙臂緊貼腰部，雙手呈掌根攻擊型，掌心向上，吸氣（圖 3–1，圖 3–2）。

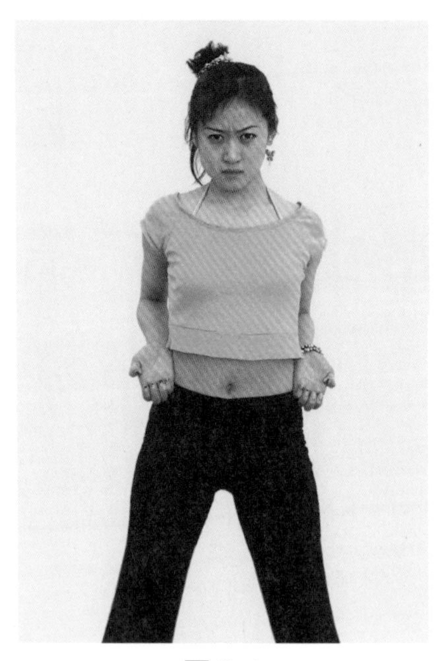

圖 3–1

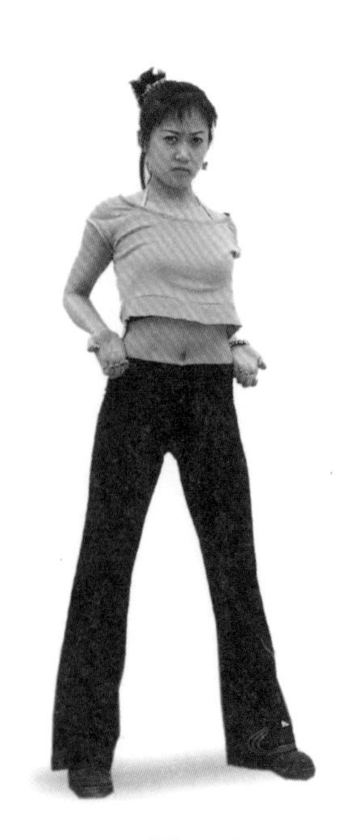

圖 3–2

●用力呼氣，同時向前推右掌，推掌的同時轉動手腕，用力擊出（圖 3–3，圖 3–4）。

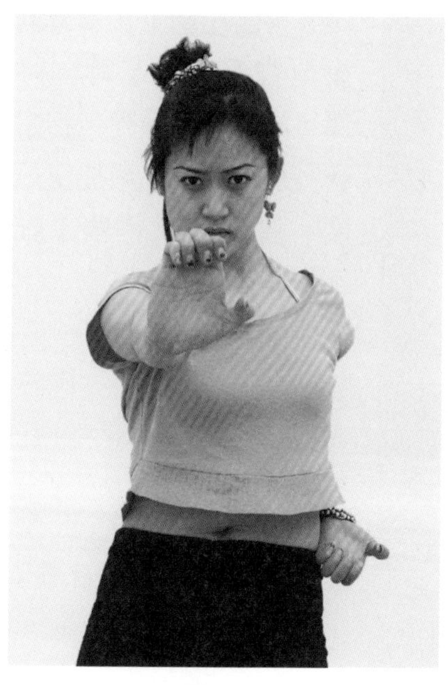
圖 3–3

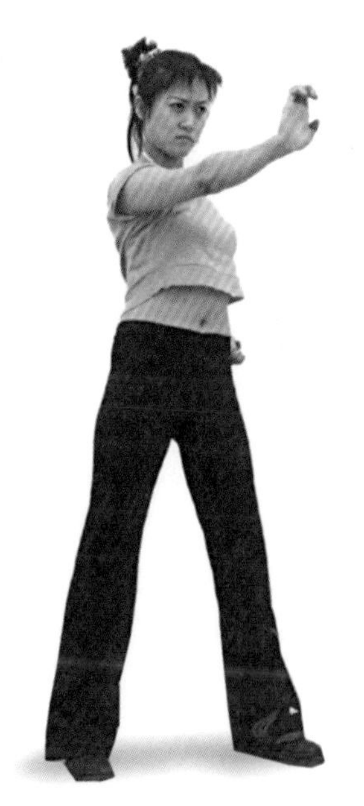
圖 3–4

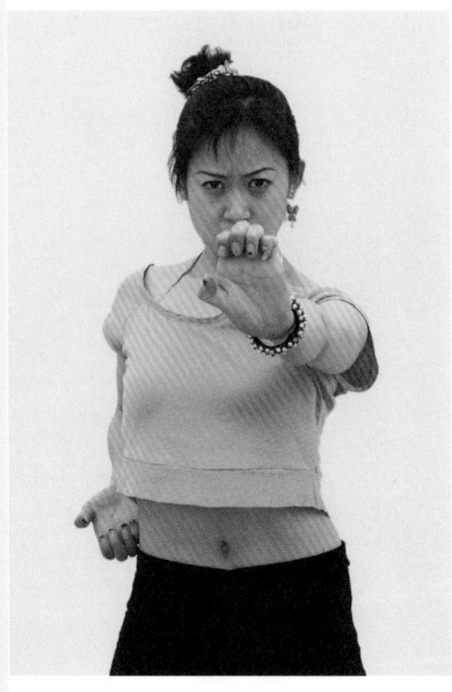

●換左手重複上一動作。推出左掌，右手臂向後至臀部。手掌轉向腰部，同時轉動手腕。初起練習須慢速，逐漸加快速度，直至可以連續平推（圖 3–5）。

圖 3–5

練習二

●直立，腳與肩同寬，胸前屈兩臂與肩平，指尖觸胸（圖 3–6）。

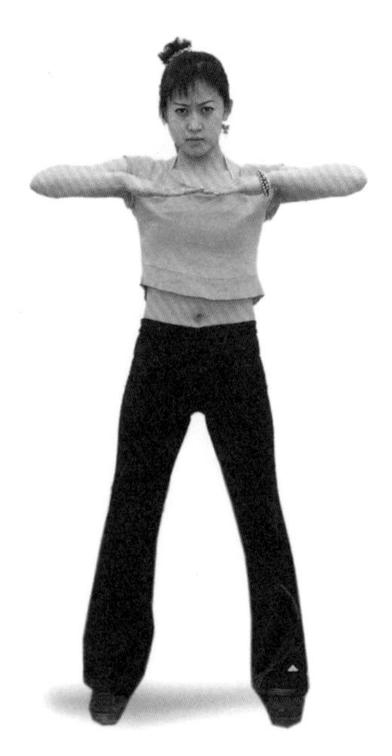

圖 3–6

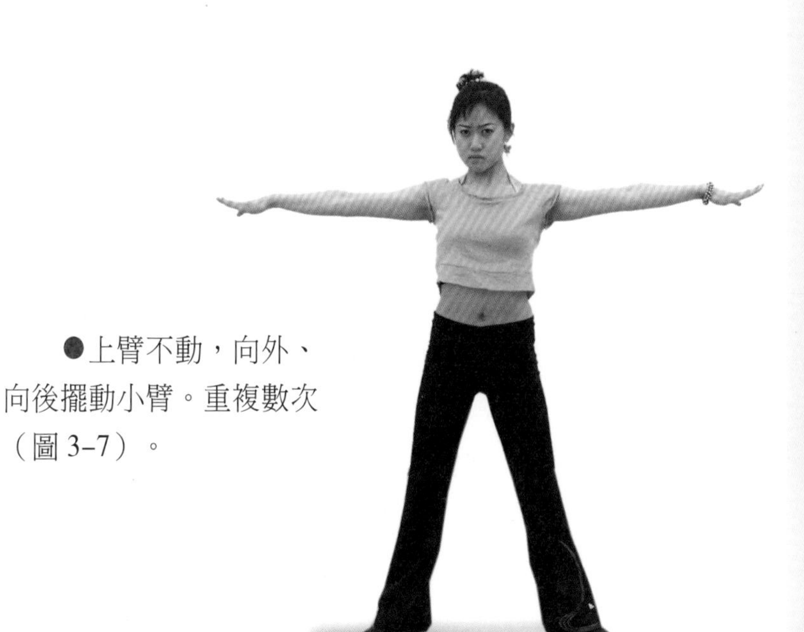

●上臂不動，向外、向後擺動小臂。重複數次（圖 3–7）。

圖 3–7

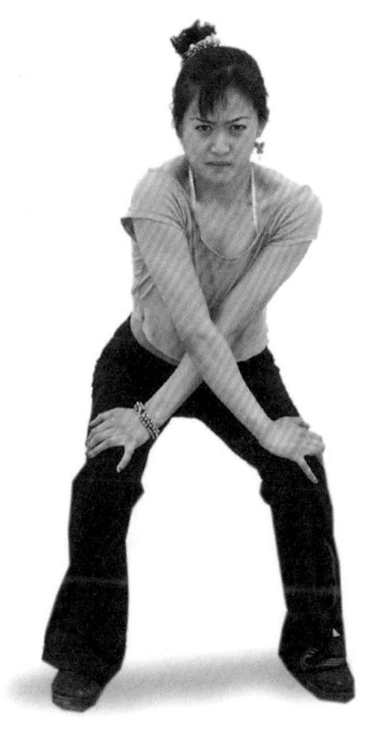

圖 3–8

練習三

●蹲坐，姿勢如坐高凳，交叉手臂，雙手扶膝。注意背部儘量保持直立（圖 3–8）。

●左右轉動脖頸，頸部肌肉放鬆（圖 3-9，圖 3-10）。

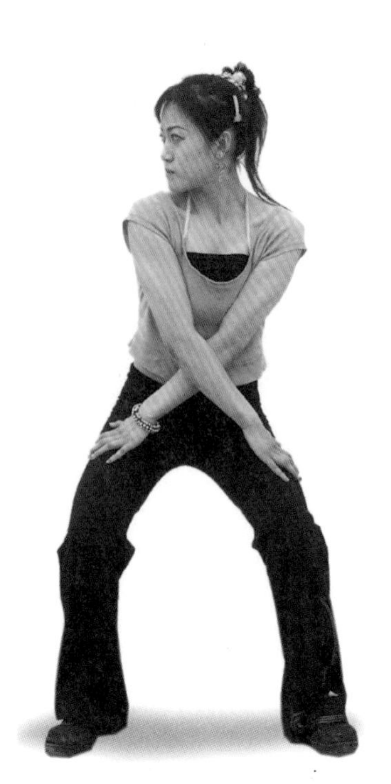
圖 3-9

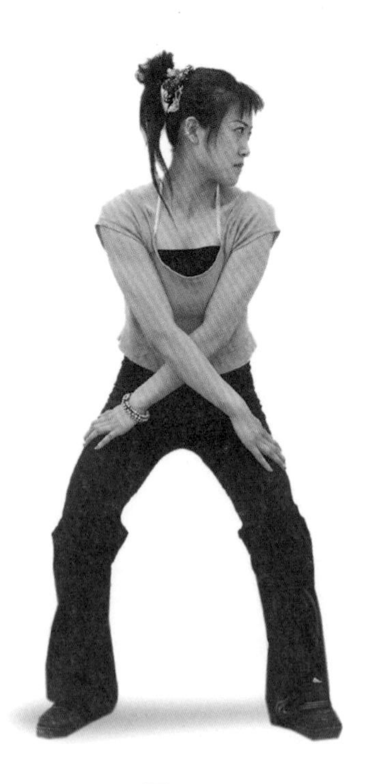
圖 3-10

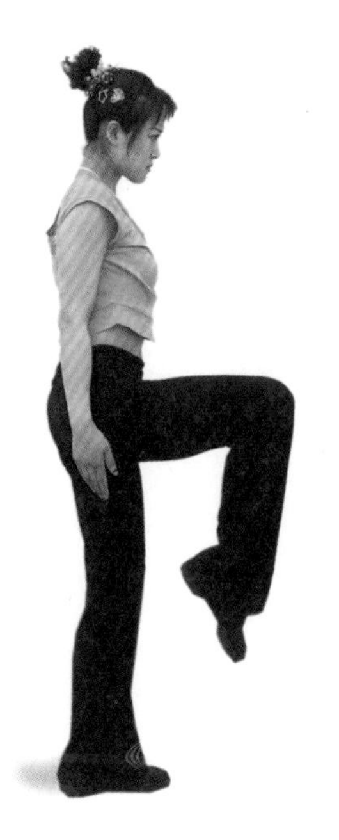

圖 3–11

練習四

●直立，手臂下垂。背部挺直，抬起單腿，膝部放鬆。注意放鬆膝關節（圖 3–11）。

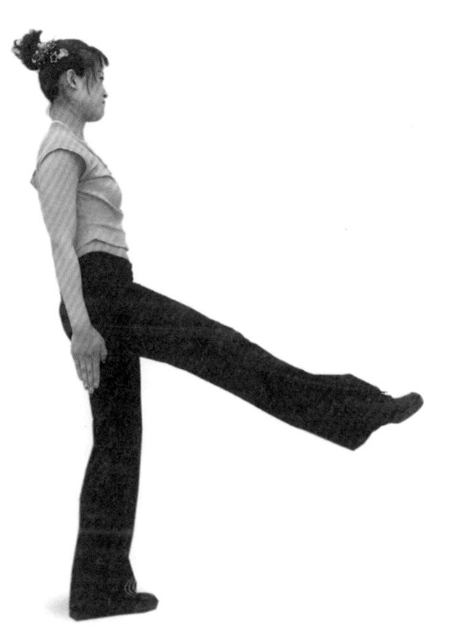

圖 3–12

●利用大腿肌肉向前踢腿。保持平衡，逐漸增加踢腿次數（圖 3–12）。初學時慢速，逐漸增加速度，直至可以連續踢 3 下以上腳不著地。雙腿交換練習。

練習五

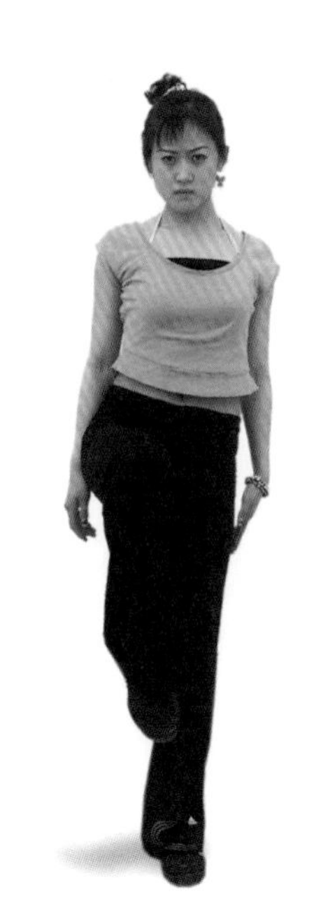

●直立，姿勢如圖 3-11（圖 3-13）。

圖 3-13

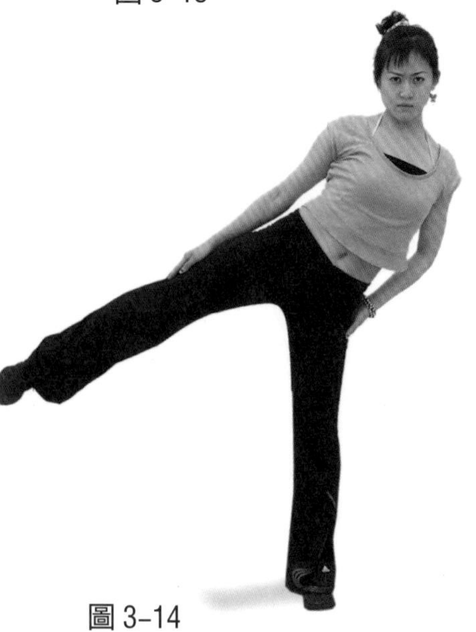

●保持住平衡，向側面踢腿（圖 3-14）。可以借助器械，比如扶個椅子，可以連續踢兩下。

以上練習每週 2 次，每次 10 分鐘，可以獲得自衛能力。

圖 3-14

第四章

戰勝死懼感

無論是在心理上和身體上做了怎樣周密的準備，當你遇到歹徒時，特別是持刀歹徒時，往往還是會害怕。

此時你的腎上腺素就會起作用，心跳加速，血液循環加快。你的身體就進入了恐懼的狀態，要嘛抵抗，要嘛逃跑。

有些人在這種情況下會被嚇暈了。恐懼的心理會使肌肉緊縮，減慢血液向生理器官（如大腦）供血的速度。有時這種緊縮過於強烈，結果是切斷血液循環，造成昏厥。

運用深呼吸以增加血液供氧量，可以避免發生這種情況，並且可以克服一定的恐懼心理，放鬆肌肉。

另外，要想控制呼吸，可以用舌頭頂住上腭，控制口腔和腭部用以鎮定神經和肌肉。注意不要用力過度，防止咬傷。

克服心理恐懼的方法

●舌頭頂住上腭（圖 4–1）；

●肩部聳起，肌肉緊張——慢速生理反應（圖 4–2）；

●肩膀下垂，肌肉放鬆——快速生理反應（圖 4–3）。

完成以上動作，用鼻呼吸。集中注意力，體會空氣通過鼻腔的感覺，使用腹式呼吸，呼吸時應見腹部隨呼吸起伏。這種方法可以減輕恐懼感，肌肉放鬆可以保持大腦的供氧量。

克服心理恐懼的呼吸方法

●胸式呼吸會增加恐懼感；

●腹式呼吸可以減輕恐懼感。

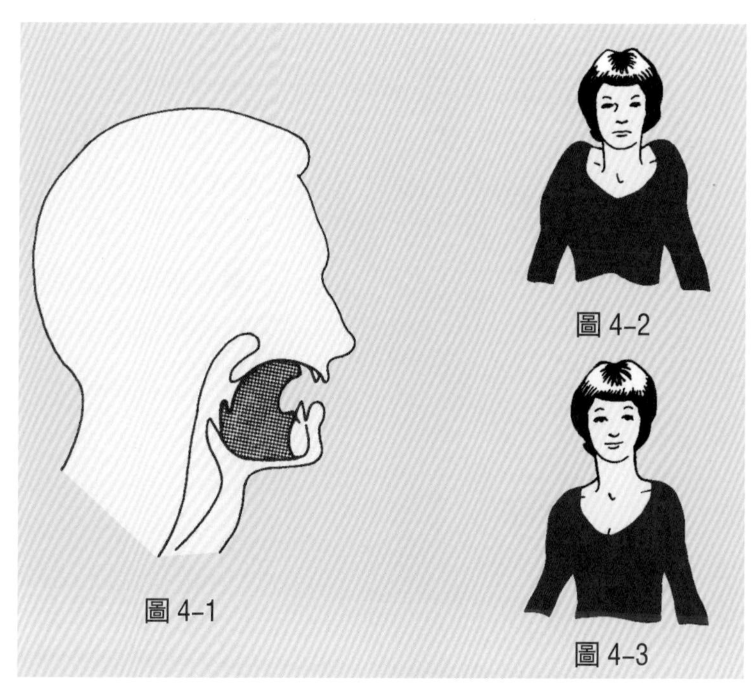
圖 4-1
圖 4-2
圖 4-3

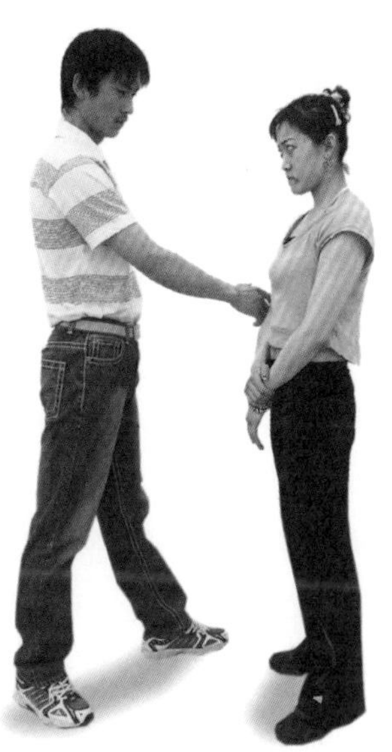
圖 4-4

順勢回擊

●抽回手臂，使得肌肉緊張（圖 4-4）；

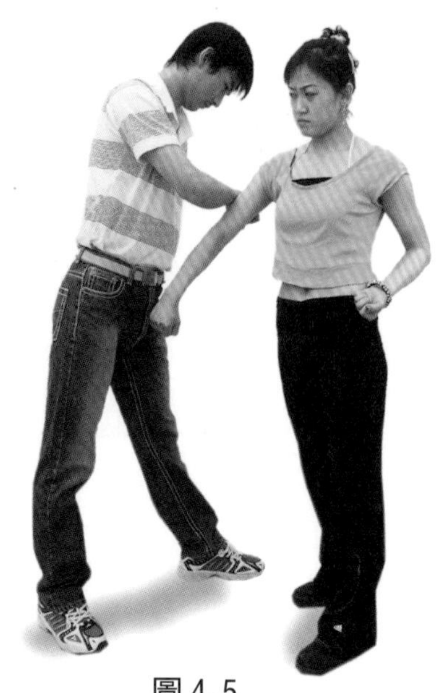

圖 4–5

●找準時機，抽回手臂，順勢擺動，襲擊對手襠部（圖 4–5）。

◆呼吸時，注意保持背部挺直，下巴縮進，肩部放鬆，這樣可以保持平衡。

◆如果正好面對歹徒，一隻腳後退一步，膝蓋略彎。既可以拉開距離，也可以使自己保持穩定，以便反擊。給對手亮出側身，他的攻擊面積就大大減小了。

◆也許恐懼使得你手腳發抖。呼吸調解法有時可以控制腿部發抖。

◆控制手臂發抖有多種辦法。如果肩背挎包，抓住背帶，一隻手拉緊，另一隻手往下拽，使得肌肉緊張。放鬆幾秒鐘，再次喚起肌肉緊張，血液循環加快，有助於控制顫抖。如果沒有東西可以抓，可以握拳，再放鬆，讓血液流向小臂。

◆無論如何千萬不能雙手插入衣袋，這不僅暴露了你手無武器，還束縛了雙手，無異於放棄反抗。

◆如果過於恐懼，試一下「動態緊張」技巧。如果右肩對著襲擊者，用右手握緊左手腕。這種姿勢可以保持肌肉緊張度，手臂甩出時呈弧形，短距離時可以攻擊到對手面部。

◆極度恐懼還可能使口腔裏充滿唾液，甚至說不出話來。克服的方法是，放鬆牙關，嘴微張，下牙刮擦舌底。如果嘴不聽使喚，聲音顫抖，那就等到鎮定方法起作用以後再說話，說話時將字一個一個吐出，可以掩蓋聲音的顫抖。

所有這些技巧都是為了儘快掩蓋恐懼的表現，使你鎮定。

如果歹徒要求你給他錢物，你可打開手袋，將袋內的物品傾倒在地上。趁他彎腰揀拾之際，迅速將他擊倒或跑掉，這樣的突然打擊至少會給你留下重要的文件和證件。不過穿著高跟鞋是很難跑過對手的。

如果對手不理會你拋在地上的物品，而向你衝來，你可以確定他並不是要錢，而是針對人。

制伏襲擊者

●遇到一名歹徒。抬起一隻手，做出服從的表示。

●迅速將手袋內的物品傾倒在地。

●歹徒拾起錢物跑開，你可以趁機回擊；如果身邊有停放的汽車，可踢響汽車的報警器。

●如果歹徒越過錢物，向你走來，你必須準備防範對

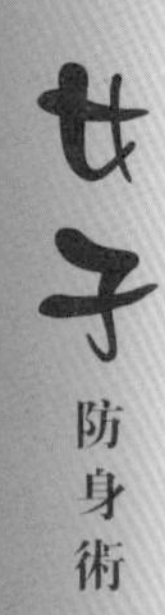

你的攻擊了。

這時歹徒可能有兩種選擇，一是逃跑；二是撲向你。即使是最壞的第二種，不斷作響的汽車報警器會給歹徒造成恐懼感，並給前來救助你的人指示方向。

如果你做好了迅速回擊的準備，以下幾種方法可以作為開始的行動：

假裝看到對手身後有人，大聲而不是尖聲地喊叫。最理想的局面就是歹徒完全上當。如果沒有奏效，根據他的表現，你可以做出種種假象，比如求他拿走錢物，求他不要傷害你。他會被迷惑，或者暫時停止攻擊。

記住：他一旦停止了一觸即發的攻擊，他的信心就已經失去了。

你可以和他扯一些瞎話以拖延時間，用手袋砸他，可以贏得寶貴的反擊時間。或者摘下手錶，告訴他說價值幾百元。這時他的眼睛肯定不會再盯著你，而是將目光集中在手錶上。這時你可以趁機抽身退步，踢他或打他。踢到腓骨會給他帶來巨大疼痛，他就一時難以攻擊你或者追你了。

無論是用什麼方法，動作銜接須緊密，千萬不能停頓。任何「詭計」都不可能使用兩次。

第五章

對付扼頸的方法

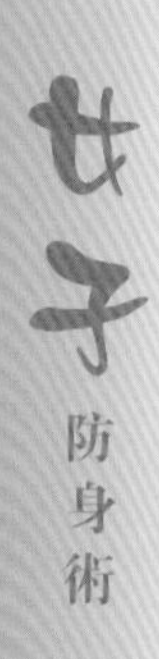

被扼住脖頸的危險之處在於壓迫血管30分鐘就可切斷大腦供血，導致昏迷。氣管被扼住還可能導致慌亂。

身體強壯的歹徒扼頸時間往往超過30分鐘。遇到這種情況，你必須克制，不要慌亂，運用所學的技法去對付，不要本能地去抓對手的手腕。

本書所述的技法簡單易行，最長在30分鐘之內就可以掌握。

注意：掌握逃脫法以後還應繼續練習，縮短逃脫時間。練習還擊千萬不要過於用力，防止對陪練造成傷害。

動作1　和正面扼頸的解脫和還擊方法

所有動作應練習雙手。本圖示為使用左手實例。慣用右手者注意使用方向相反。

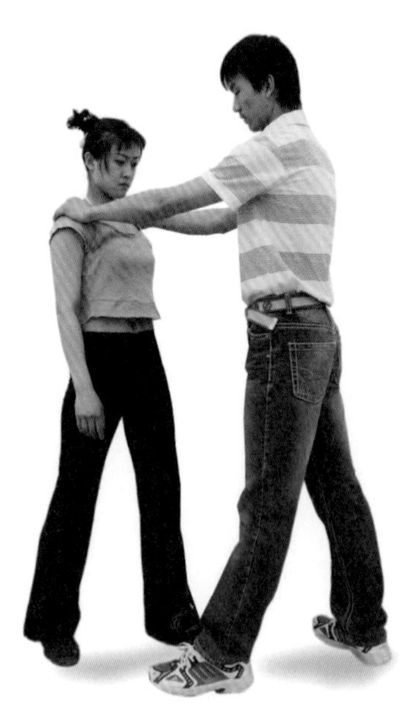

①如果被攻擊者從正面扼頸。立即後退，輕抬膝蓋。慣用左手者右腿退後（圖5-1）。

圖5-1

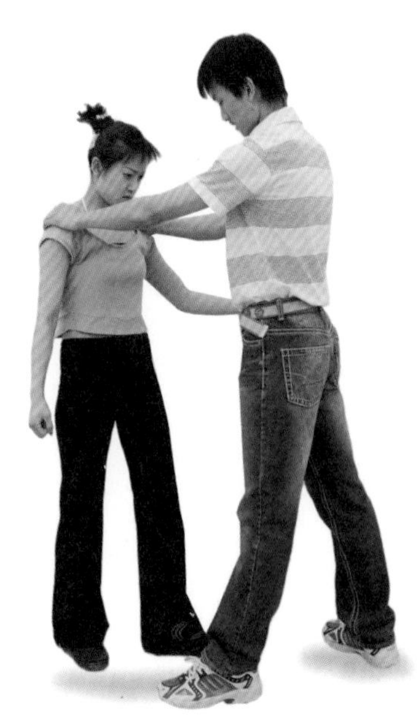

②伸直左臂，向上擺動，擺過身體（圖5-2）。

圖 5-2

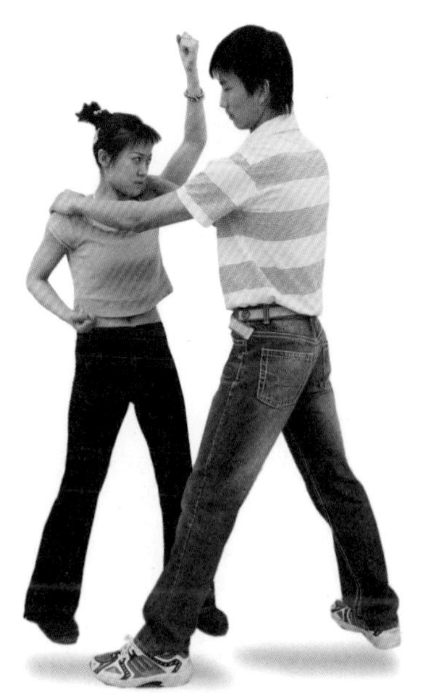

③右臂上擺的同時，左臂靠臀，準備下一個攻擊動作（圖5-3）。

圖 5-3

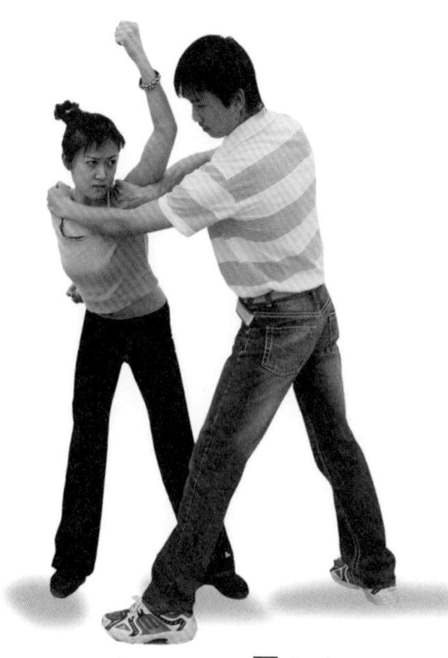

圖 5-4

④左臂上擺到垂直位置，扭轉右肩，以掙脫攻擊者的控制（圖 5-4）。

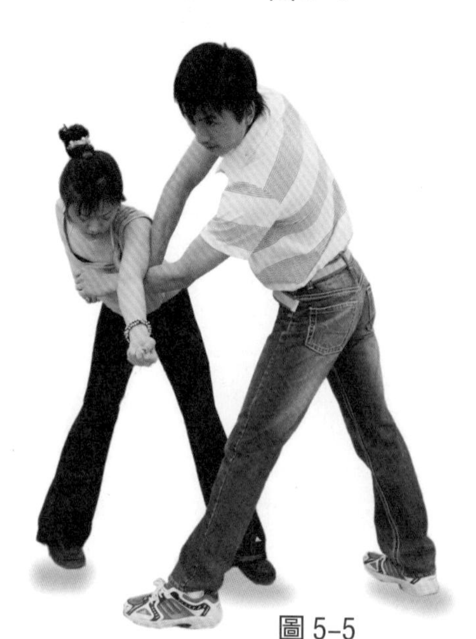

圖 5-5

⑤繼續轉肩，以腋窩控制住襲擊者右手腕，敲擊其雙手，使其脫離被扼住的咽喉（圖 5-5）。

注意：你的腋窩、肩關節足以使你擺脫襲擊者的控制。擺動手臂僅僅是爲了提供必要的動力。

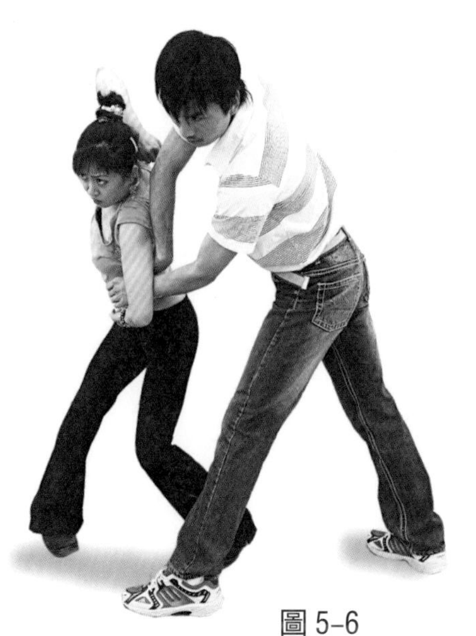

圖 5-6

⑥抓住控制攻擊者手臂的有利時機，彎曲其手臂，發起反擊（圖 5-6）。

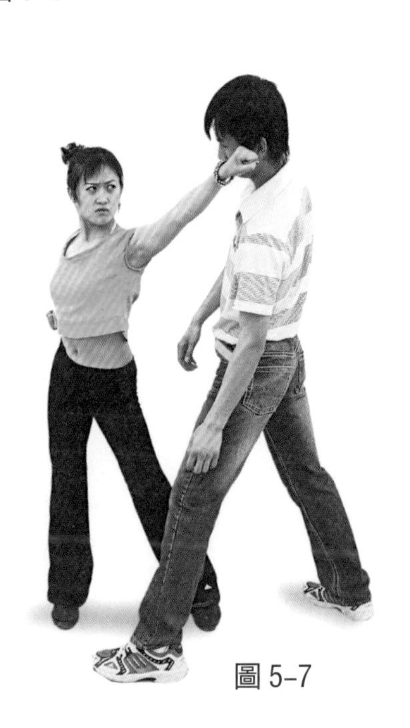

圖 5-7

⑦打出錘拳，直擊對手太陽穴，如果必要，另一隻手緊跟下一個動作（圖 5-7）。

動作 2　被超近距離扼頸的解脫和還擊方法

如果對手距離過近，空間狹小不足以弧形擺臂，試做另外一個技法。

① 被攻擊者從正面扼頸，如動作 1 所示。此時右腳向前半步，向上方甩出右臂，擋開對手伸出的手臂。另一隻手放在腰部，準備攻擊（圖 5–8）。

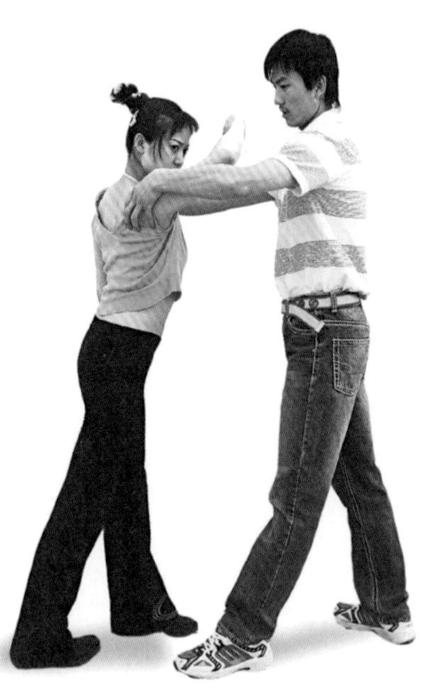

圖 5–8

② 右臂向後下方拉，架開對手控制你咽喉的左手（圖 5–9）。

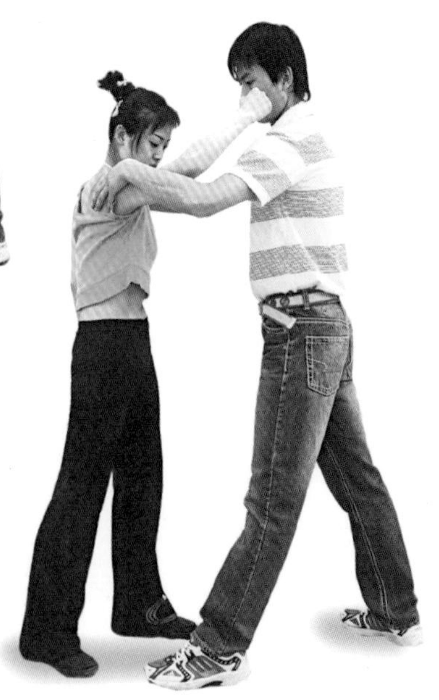

圖 5–9

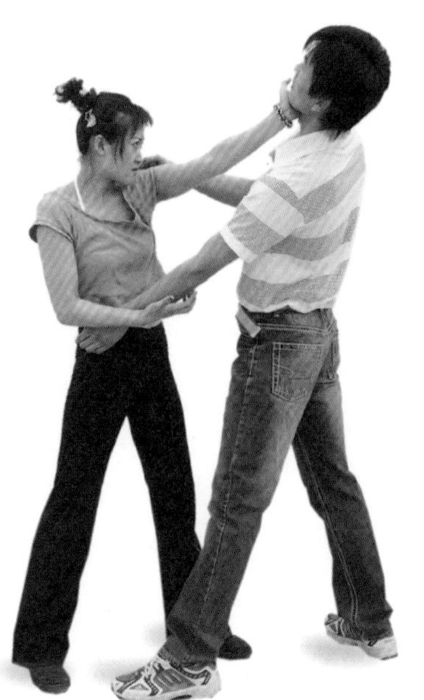

③右臂繼續向下，止於腰部，左掌根用力擊向對手面部（圖 5-10）。

圖 5-10

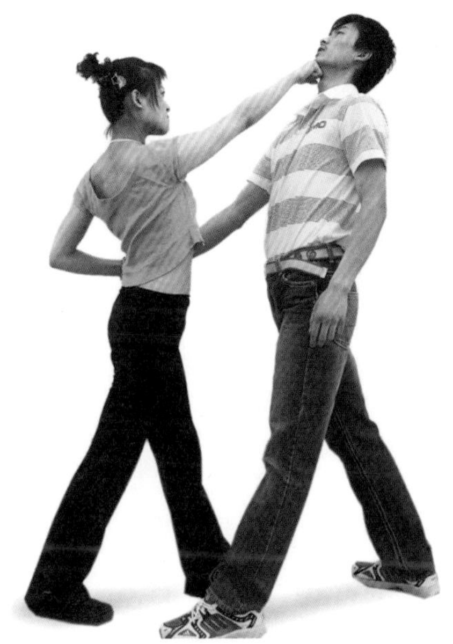

④緊跟上一拳，砸向襲擊者暴露的咽喉（圖 5-11）。

圖 5-11

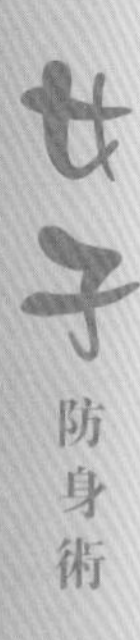

動作 3　被圍巾絞頸的解脫和還擊方法

第一動作是核心。然後根據具體情況，採取適用的反擊技法。

①如果攻擊者拿出一條圍巾或絲帶，你要立刻抬起手臂，護住咽喉（圖 5-12）。

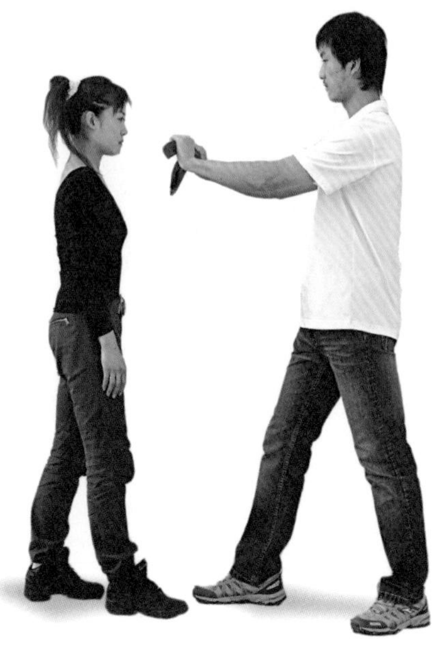

圖 5-12

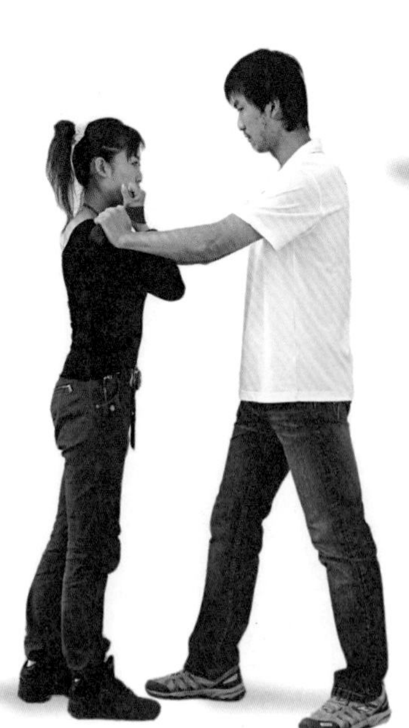

圖 5-13

②雖然這一動作束縛了你的一隻手，不過你的對手的雙手都不能動了（圖 5-13）。

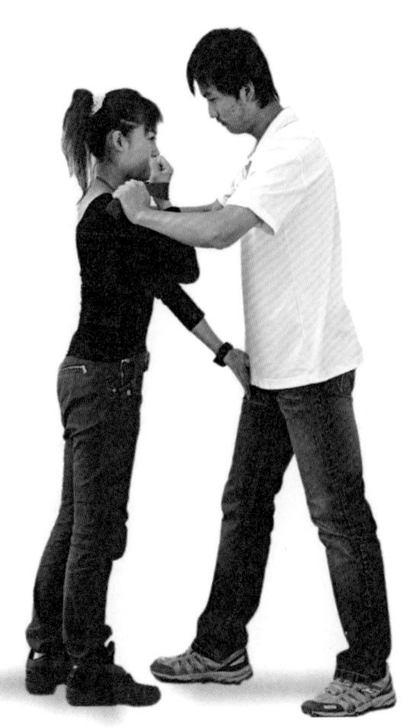

圖 5-14

③另一隻沒有被束縛的手以掌擊向對方襠部（圖 5-14）。

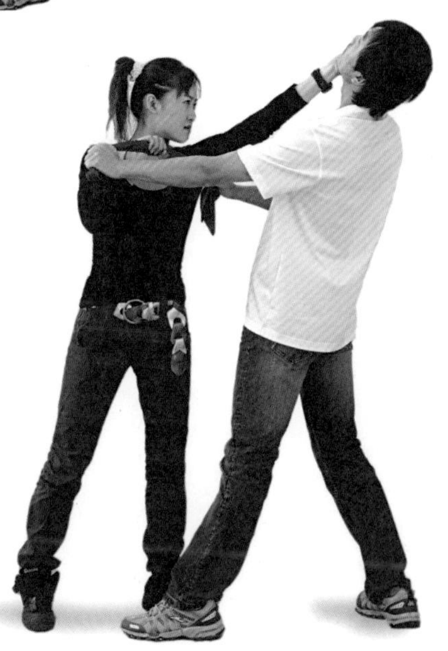

圖 5-15

④緊接著再給對手一擊，或者狠狠地跺他一腳，或者給他的面頰一擊（圖 5-15）。

動作 4　被背後圍巾絞頸的解脫和還擊方法

①襲擊者從背後用一條圍巾或絲帶勒住你的頸部，而此時你來不及抬手（圖 5-16）。

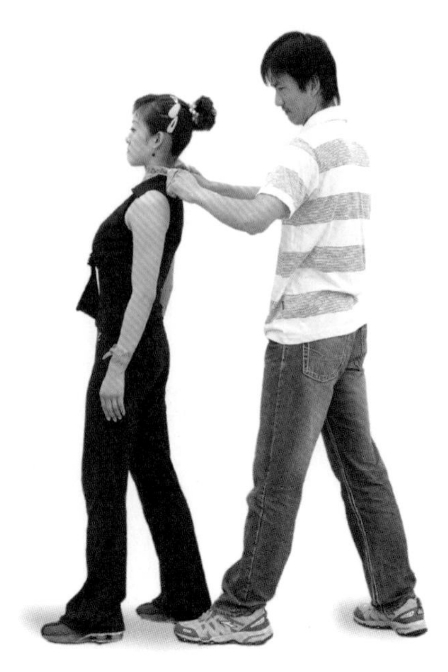

圖 5-16

②低頭，繃緊頸部肌肉，以減少圍巾的壓力。迅速擺動任意一隻手，甩向襲擊者（圖 5-17）。

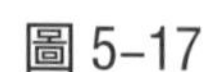

圖 5-17

③ 擺動手臂的同時，轉身面向襲擊者。如動作 1 所示，不是用手臂，而是用肩膀抵擋他的手腕或者手臂，將他拱開（圖 5–18）。

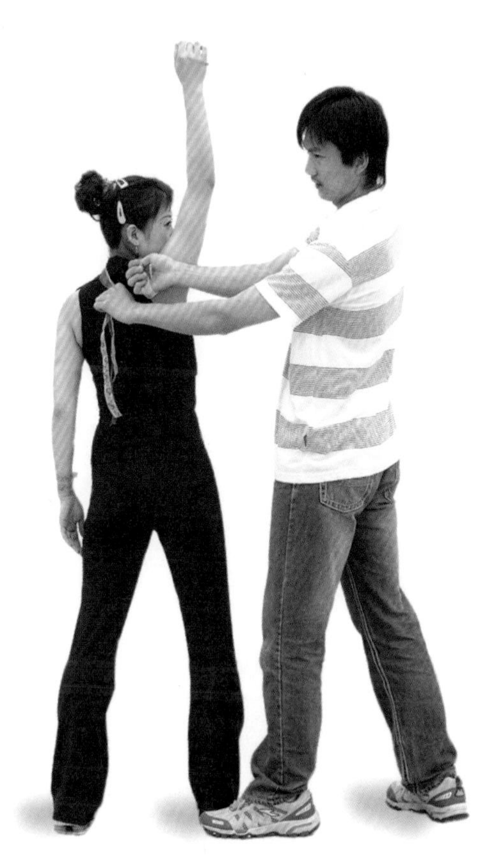

圖 5–18

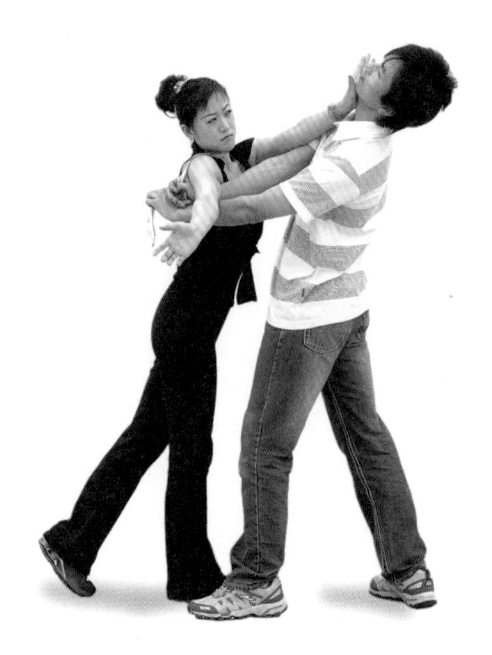

圖 5-19

④抬起另一可以活動的手臂，用掌根打擊對手。準備好下一個動作（圖 5-19，圖 5-20）。

注意：背後勒頸的解脫技法。

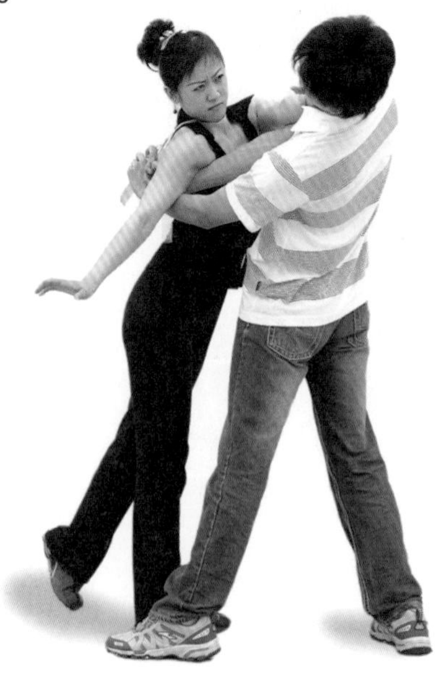

圖 5-20

動作 5　被壓倒在地扼頸的解脫和還擊方法

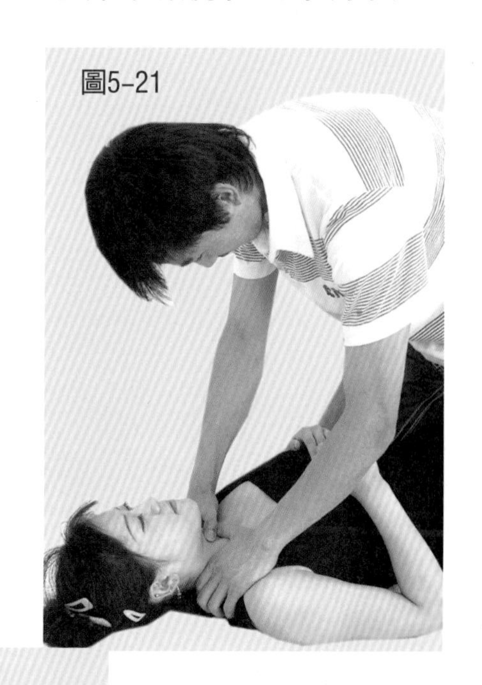
圖5-21

①將雙手掏進襲擊者扼頸的雙手之間（圖 5-21，圖 5-22）。

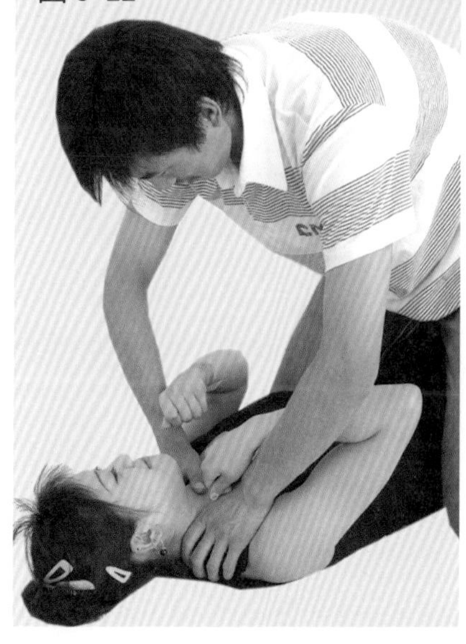
圖 5-22

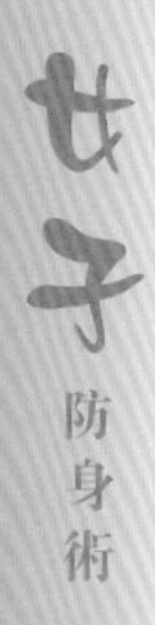

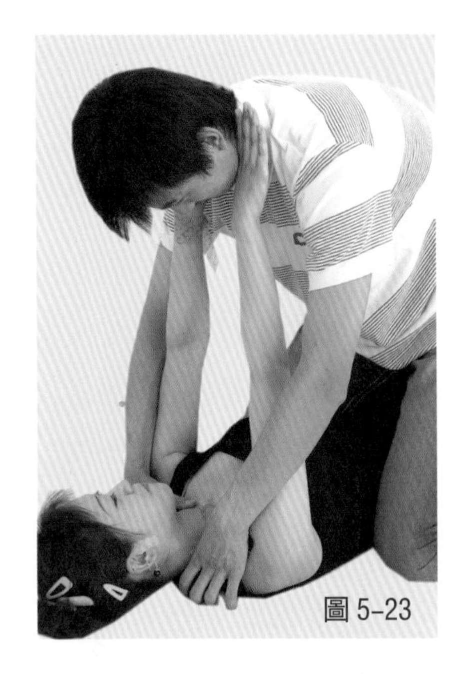
圖 5-23

②伸直手臂，指尖壓住對方的喉結，用力推其喉結。同時手臂向外用力，推開其手肘，擺脫其扼頸控制（圖 5-23）。

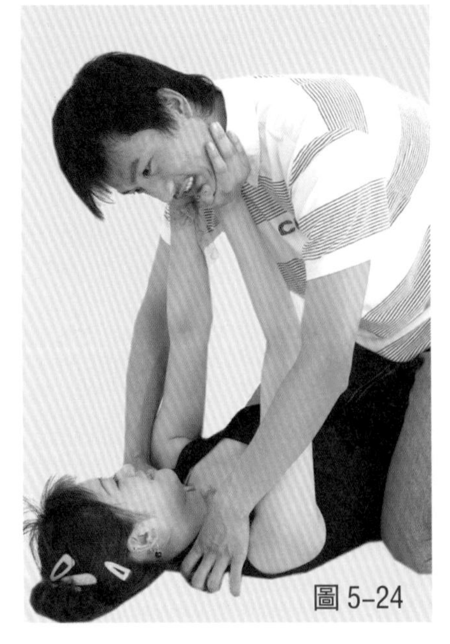
圖 5-24

③襲擊者失去支持，撲向地面。這時用一隻手托住他，另一隻手抓住他的耳朵和頭髮（圖 5-24）。

④將其耳朵或頭髮拽向一邊，趁他的身體移開的時機，用另一隻手向上推他的臉（圖 5-25）。

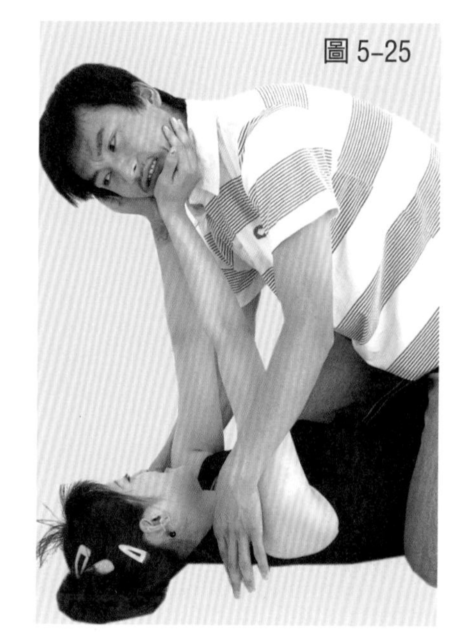
圖 5-25

⑤其倒地時，不要鬆開抓住其耳朵或者頭髮的手，使其滾到你的身體側面（圖 5-26）。

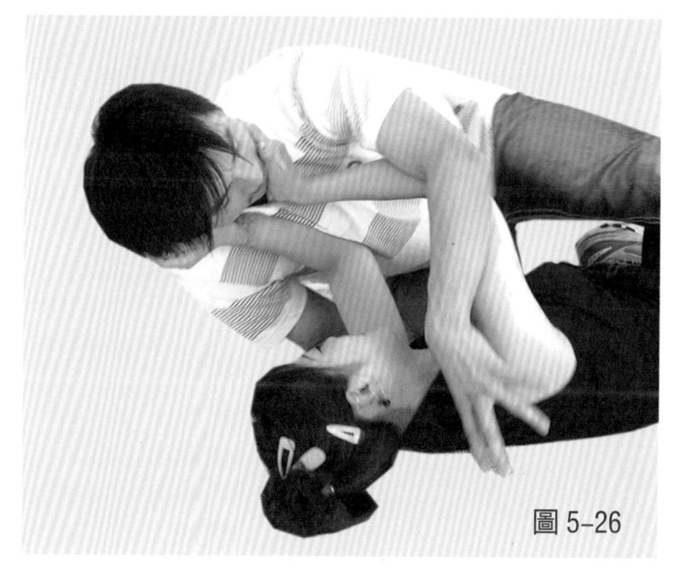
圖 5-26

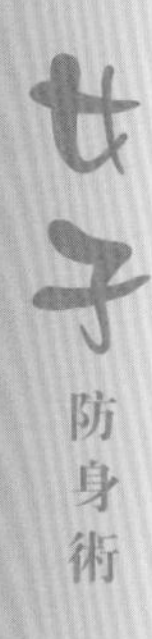

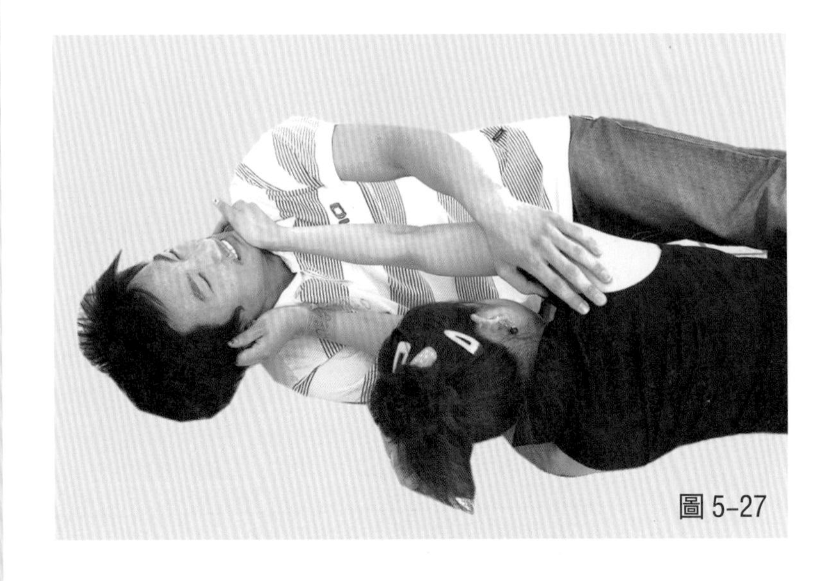

圖 5-27

⑥和⑦扼住對手咽喉，然後站起（圖 5-27）。

注意：在黑夜裏向下拉對手的耳朵是很有效的還擊手段。

動作 6　被圍巾勒頸在地的解脫和還擊方法

①襲擊者試圖用圍巾勒住你脖頸。這時你應該舉起離圍巾最近的手臂，伸到自己面部（圖 5–28）。

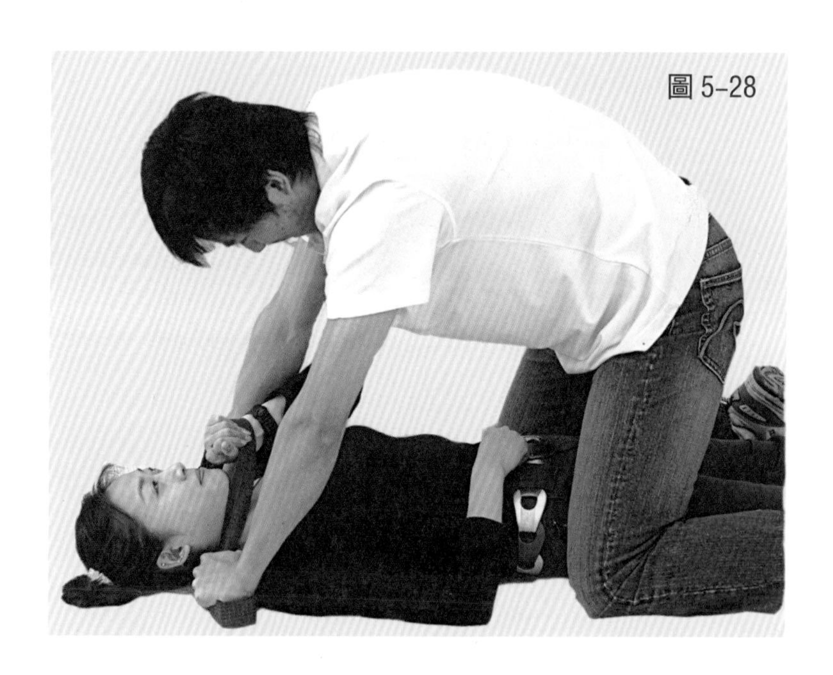
圖 5–28

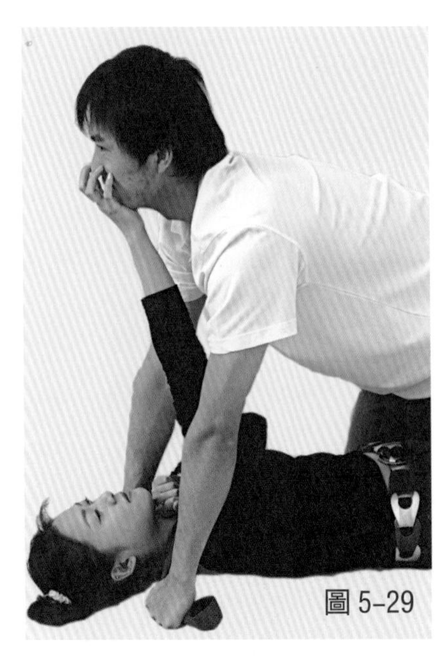
圖 5-29

②將舉起的手臂從襲擊者懷中掏出，用虎形爪去抓他的臉（圖 5-29）。

③如果搆不到他的臉，去抓他的襠部（圖 5-30）。

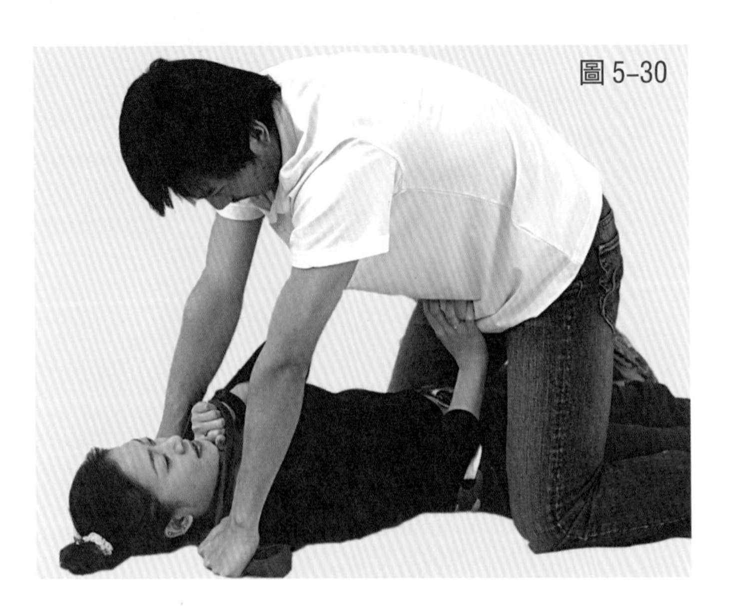
圖 5-30

動作 7　最後的手段

如果以上方法都不能奏效，試一下這個方法。

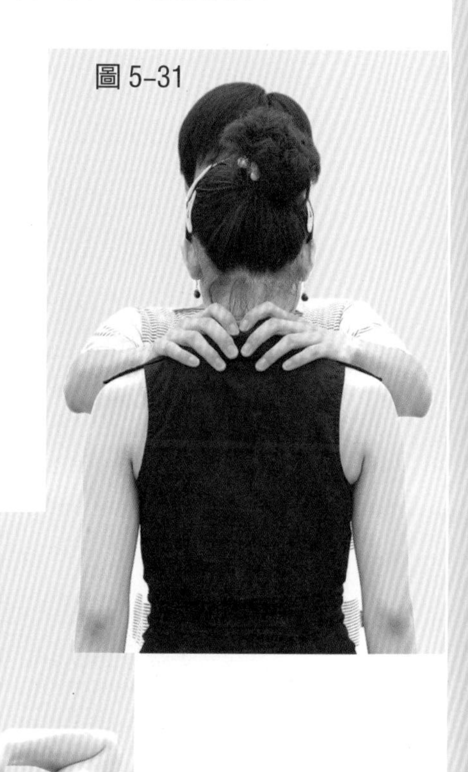
圖 5-31

①用雙手快速向後摸到對方的小拇指（圖 5-31，圖 5-32）。

圖 5-32

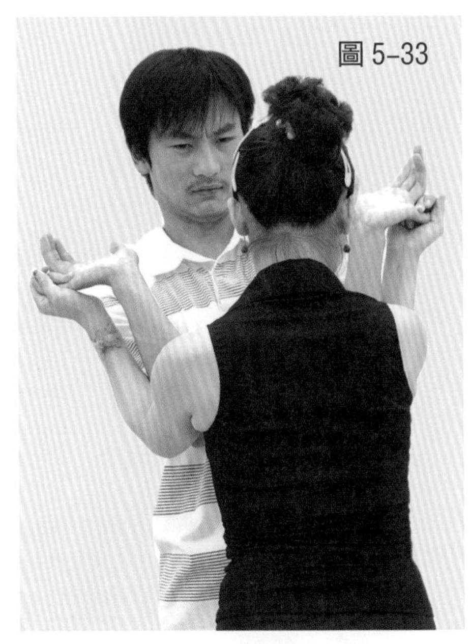
圖 5-33

② 用力抓住他扣住你後頸的兩隻手的小拇指（圖 5-33）。

注意：做這個動作時要低頭，避開對手可能對你面部的打擊。此時，可以踢他的腓骨，或者跺他的腳背，頂他的膝蓋或襠部。

③ 繼續向兩邊拉他的手（圖 5-34）。

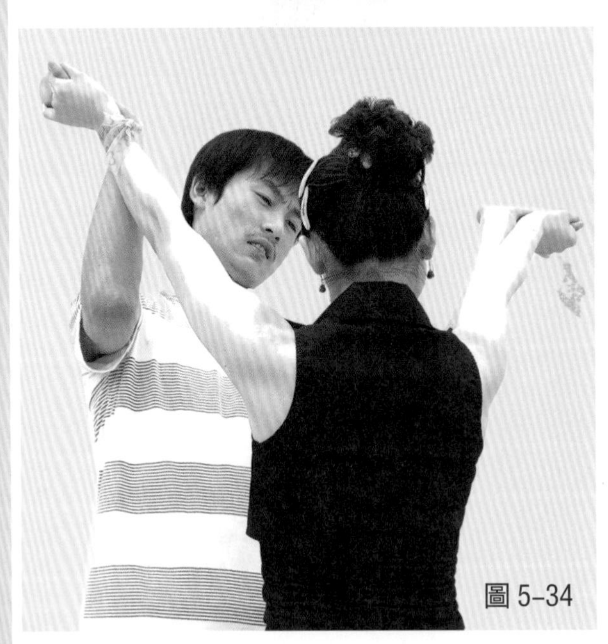
圖 5-34

動作 8　被正面抓住頭髮的解脫方法

①襲擊者用右手抓住你的頭髮（圖 5-35）。

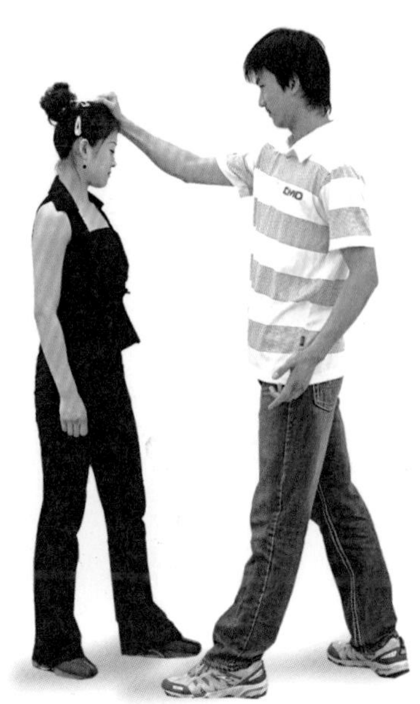

圖 5-35

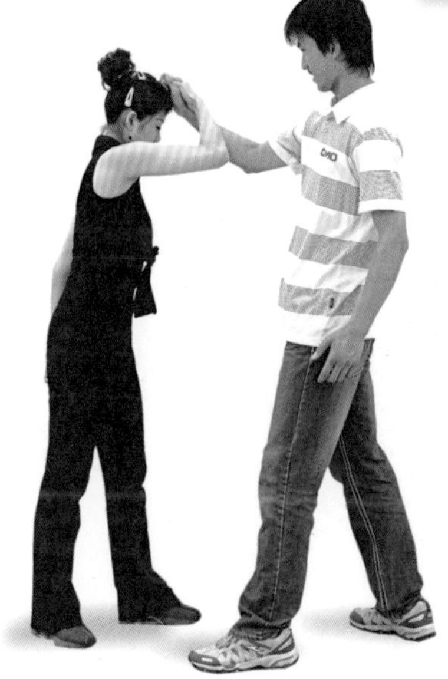

②你要迅速站穩，右腳退後一步。舉起右手，將對手的手按在你的頭頂上。這樣可以減輕疼痛，並保護面部（圖 5-36）。

圖 5-36

③向右扭腰轉身，以向對手手腕施加壓力，並可以影響其右肘可能對你的攻擊。左手做好回擊的準備（圖 5-37）。

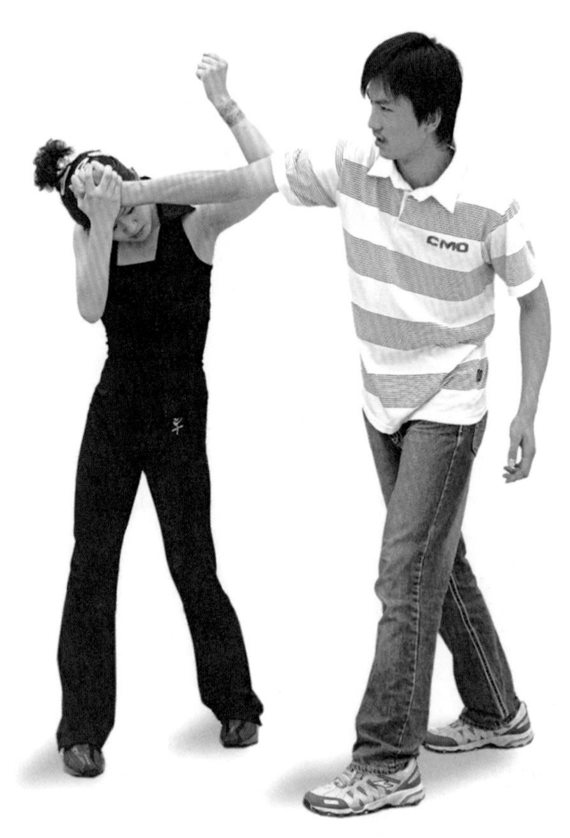

圖 5-37

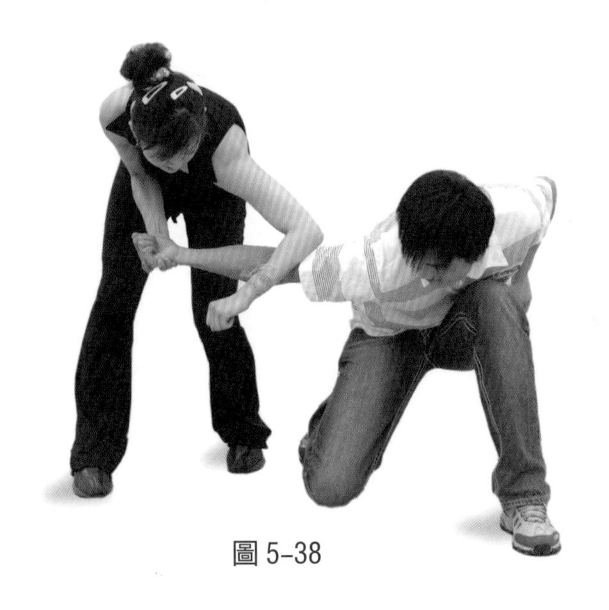

圖 5-38

④前臂用力甩出，擊向對方手肘。在出手以前不要試圖將他的手拉離你頭髮（圖 5-38，圖 5-39）。

注意：練習時需格外小心，用力不要過猛。

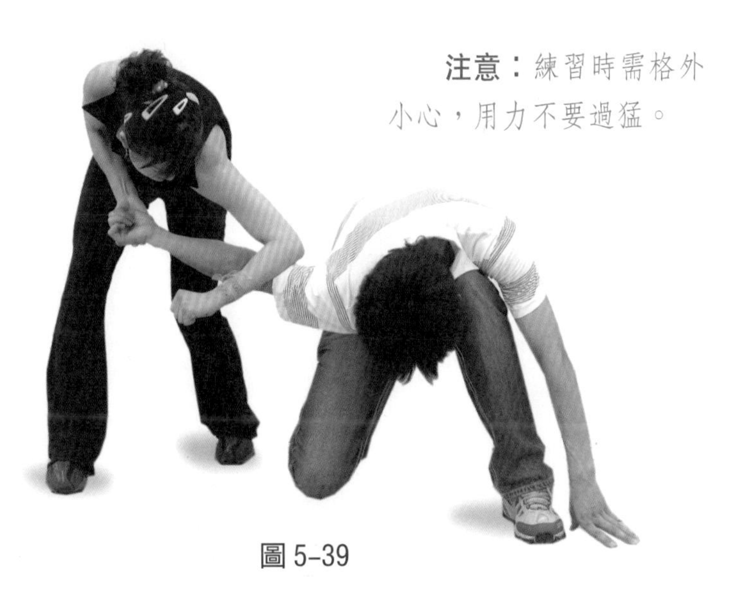

圖 5-39

動作 9　被從腦後抓住頭髮的解脫方法之一

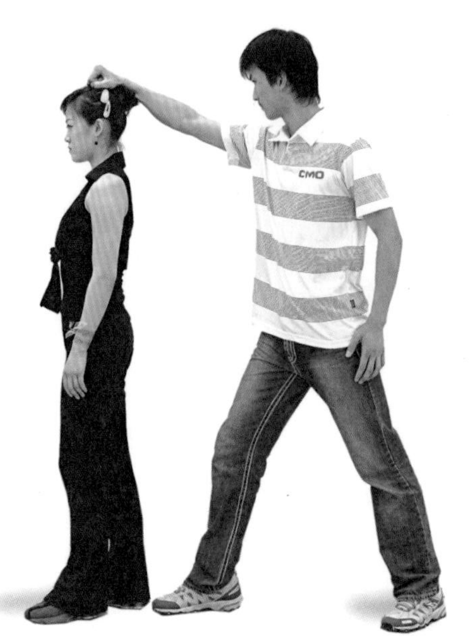

①襲擊者右手抓住你腦後的頭髮（圖5-40）。你右手迅速鉗住對手的手，左手抓住他的手腕，然後向後側方退步（圖5-41）。

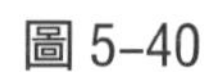
圖 5-40

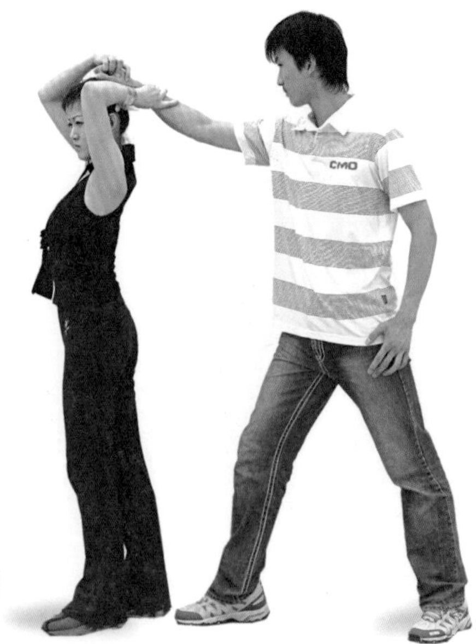

圖 5-41

②面向襲擊者，施力於其手腕上迫使他鬆開抓住你頭髮的手，繼續將其手腕向他自己一側彎曲（圖5-42）。

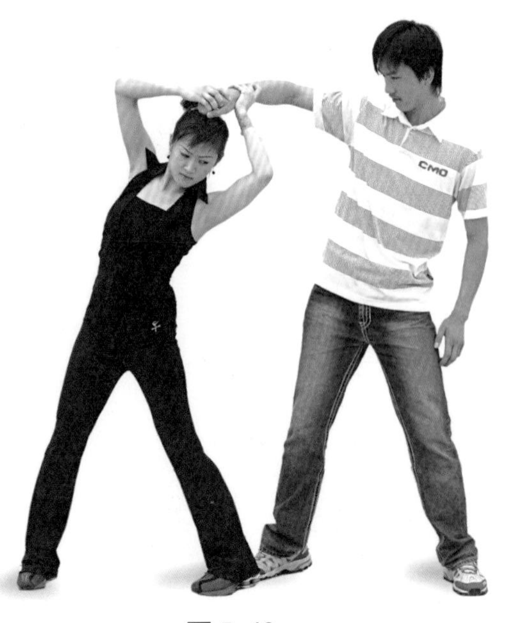

圖 5-42

③舉起其手臂，舉直，用左手鎖住其手腕（圖 5-43，圖5-44）。手法見（圖2-37）。

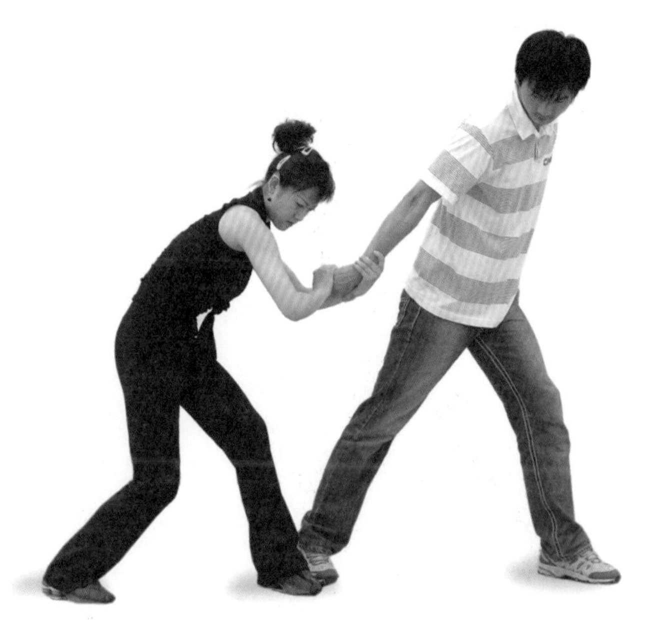

圖 5-43

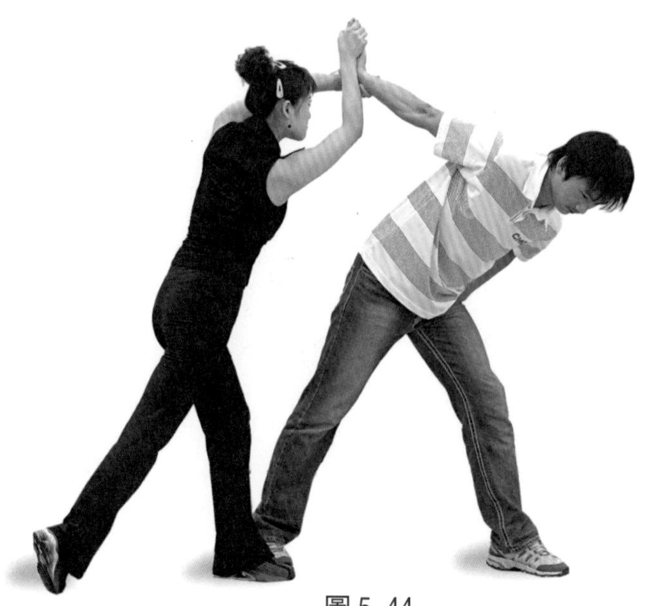

圖 5-44

④繼續壓住其手腕，使其完全被控制（圖 5-45）。此時也可以狠踩離你最近的腳面，或者猛擊其腓骨或膝蓋。

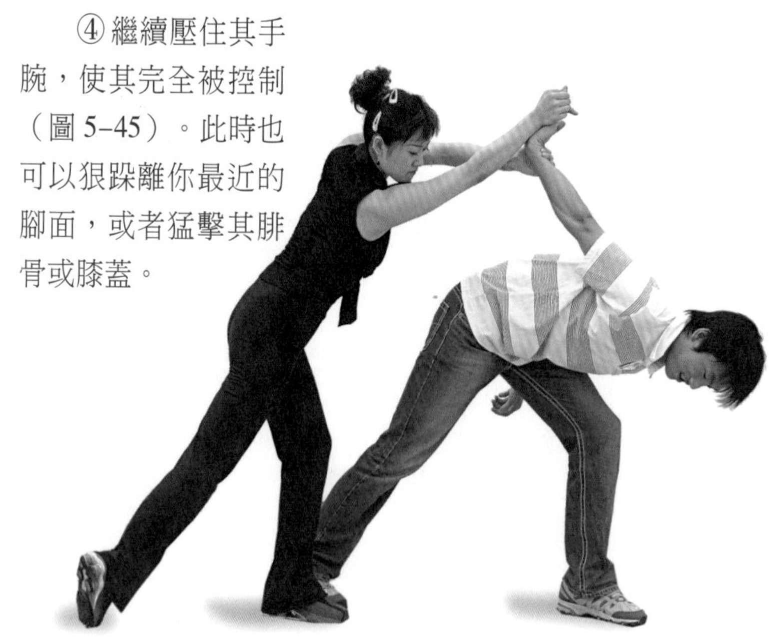

圖 5-45

動作 10　被從腦後抓住頭髮的解脫方法之二

①雙手抓住襲擊者抓你頭髮的手，用力壓向頭部。這樣可以阻止他的拉力（圖 5–46）。

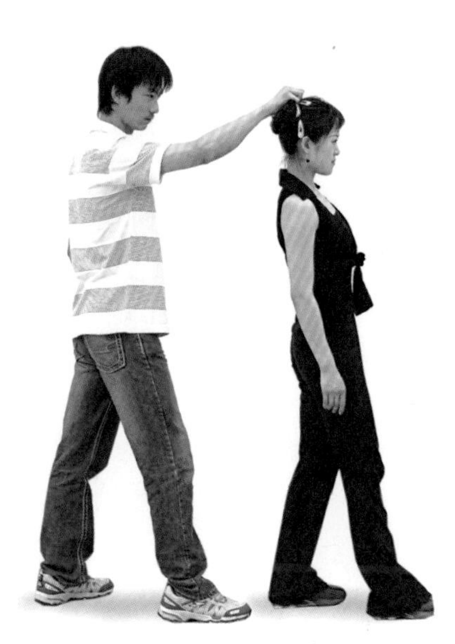

圖 5–46

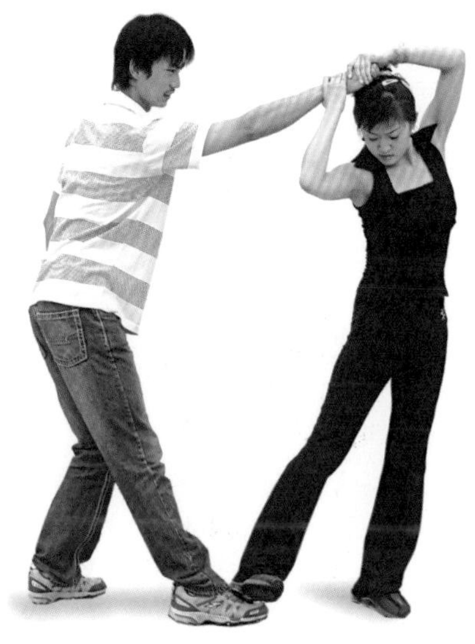

圖 5–47

②略微側身，確定他的位置，用力跺他的腳。這時他會鬆開抓住你頭髮的手（圖 5–47）。繼續下一個鎖手腕的動作。

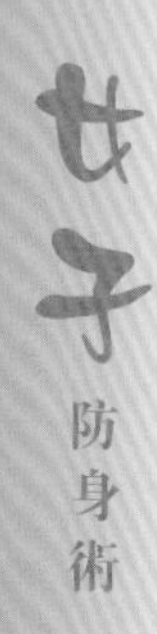

動作 11　腦後頭髮被向後拽的解脫方法（適用於長髮女性）

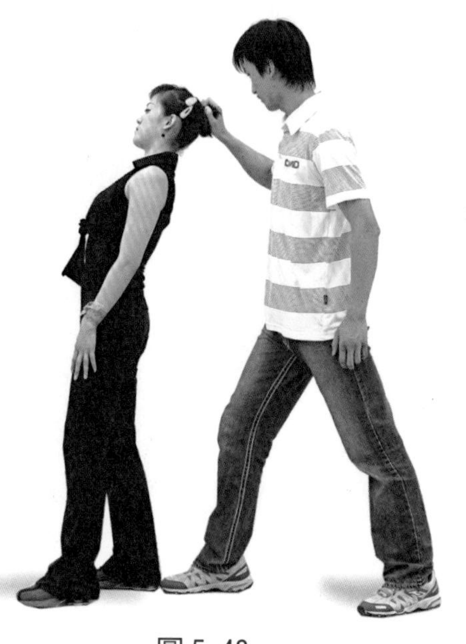

圖 5-48

①襲擊者抓住你腦後的頭髮，把你向後拽（圖 5-48）。

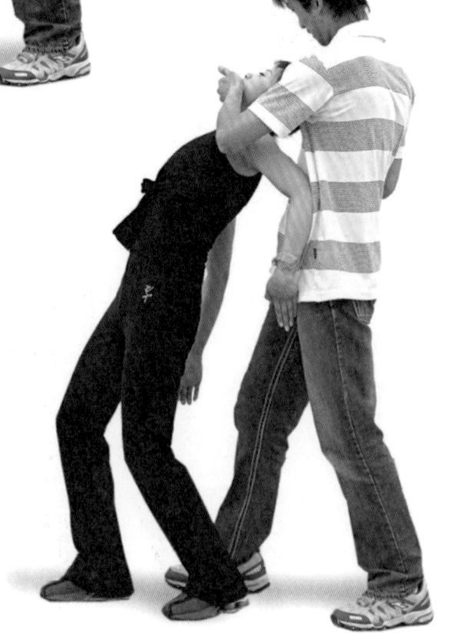

圖 5-49

②被抓住頭髮時不要硬往回拉，彎腰時順勢用掌攻擊其襠部，以免損害你的脖子或後背（圖 5-49）。

動作 12　被從正面抓住頭髮的解脫方法

①被襲擊者從正面抓住你的頭髮，立即抬起雙手以按住他的手，保護頭部和面部，防止對手襲擊（圖 5–50）。

注意：如果頭髮全部被他從正面抓住，千萬不要試圖掙脫，按住他的手是最好的方法。

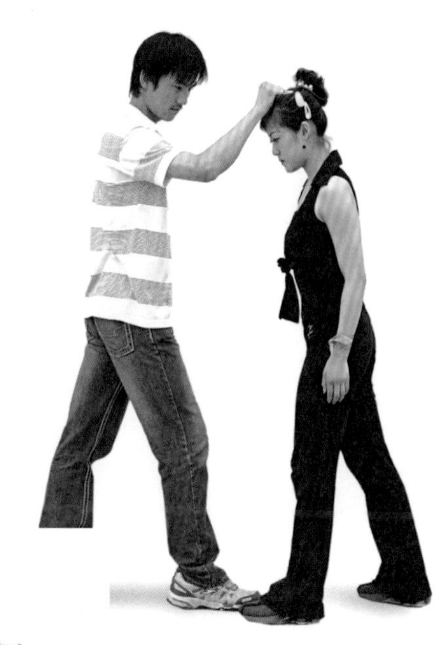

圖 5–50

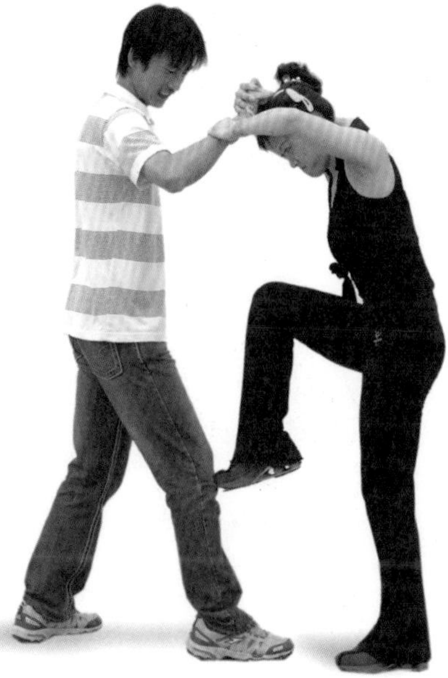

②用最大力氣踢他的膝蓋。這樣可以很容易地使他鬆手。緊跟下一個攻擊動作（圖 5–51）。

圖 5–51

動作 13　手腕被抓的解脫和還擊方法

①襲擊者抓住你的手臂，彎向背後（圖 5-52）。

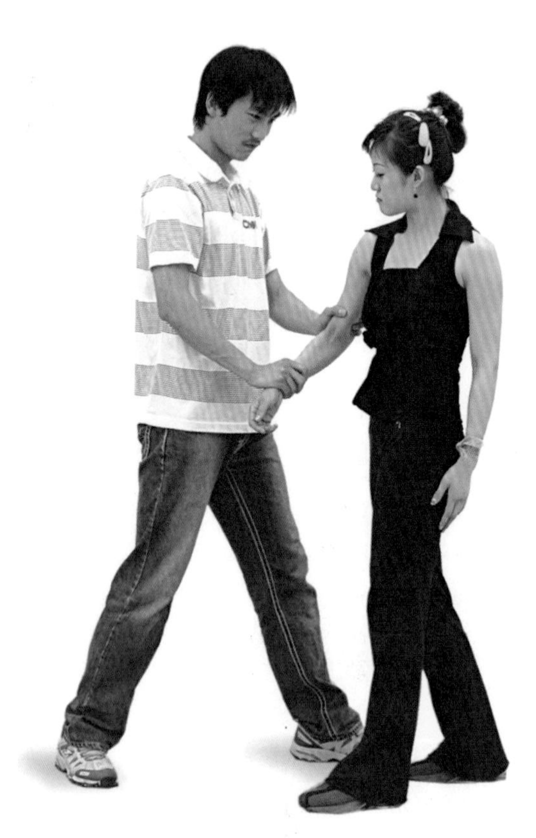

圖 5-52

②不要彎曲手臂，立即挺直手臂，手掌下按（圖 5–53）。

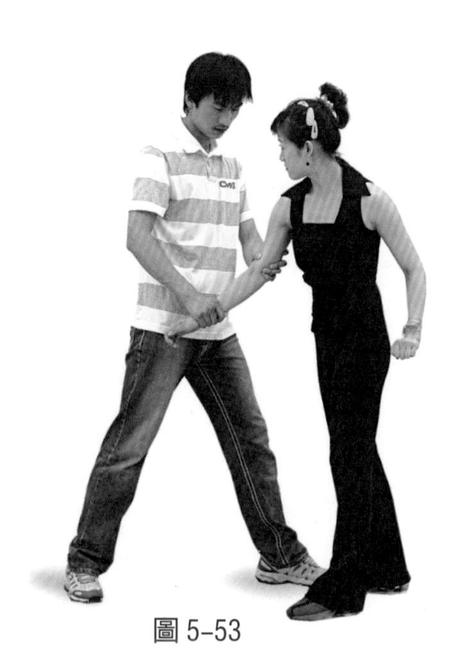

圖 5–53

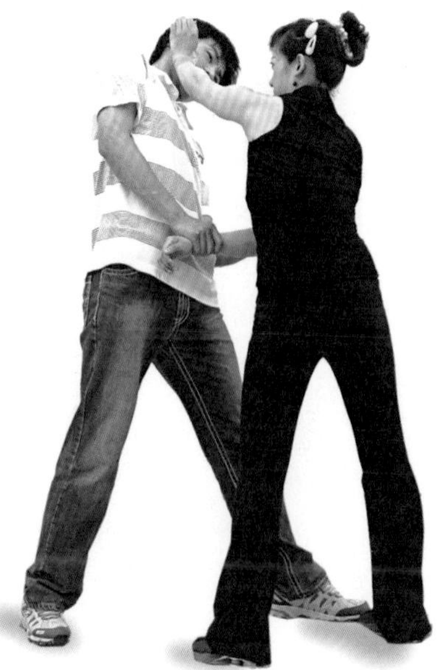

圖 5–54

③保持手臂挺直，扭腰轉身，另外一隻手使用掌根攻擊其太陽穴（圖 5–54）。

動作 14　被向後扭住手臂的解脫和還擊方法

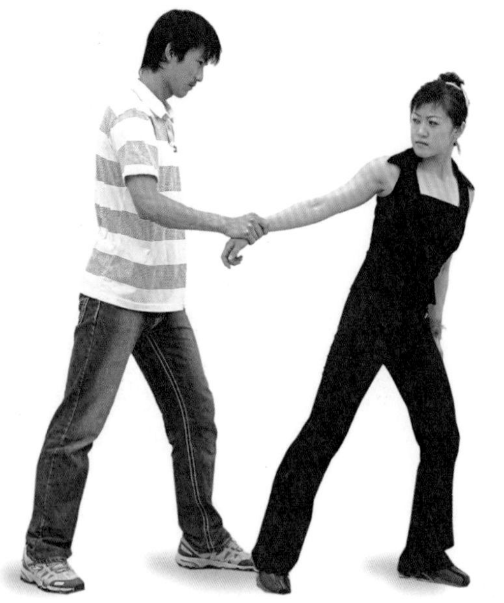

①襲擊者向後扭你的手臂（圖 5-55）。

圖 5–55

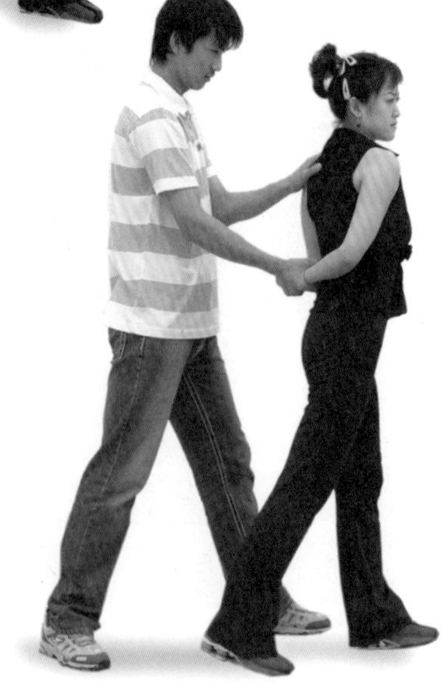

②迅速扭腰轉身，用身後的手肘用力擊對手的頭，也可根據情況使用掌（圖 5–56）。

圖 5–56

③（左）轉身回擊時，抓住襲擊者手腕（圖5-57，圖5-58）。

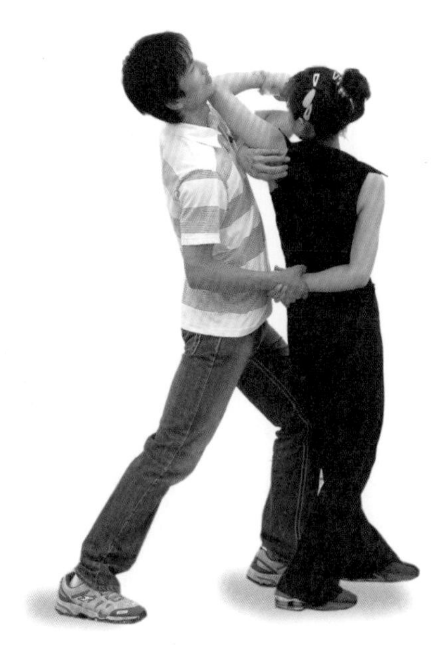

圖 5-57

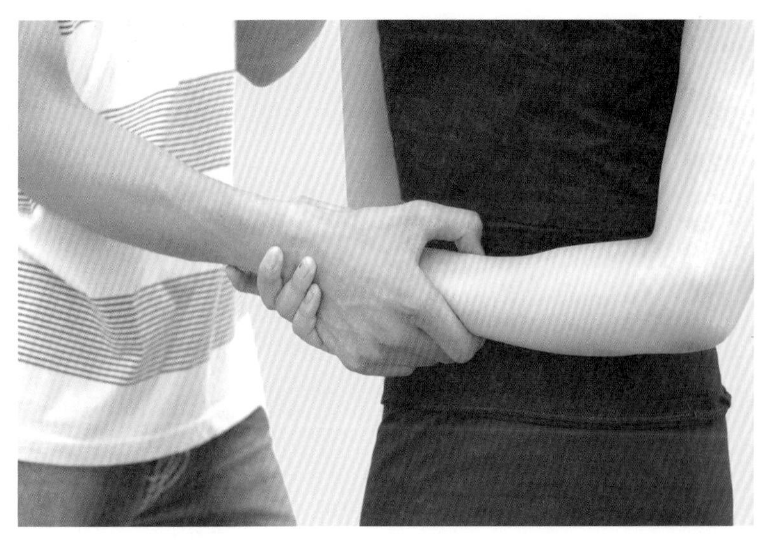

圖 5-58

④向側一步，與襲擊者拉開距離，擺動手臂，帶動他的手臂移向其身體中心一側（圖 5-59）。

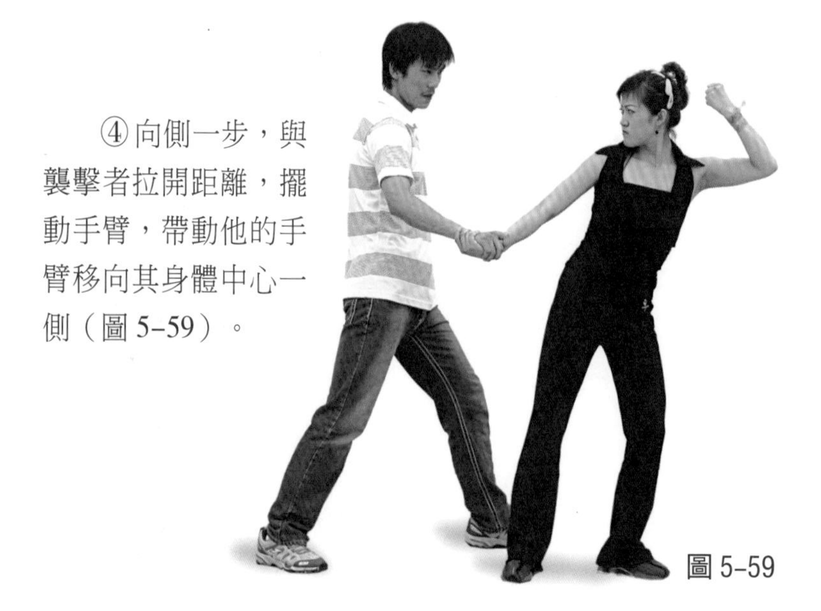

圖 5-59

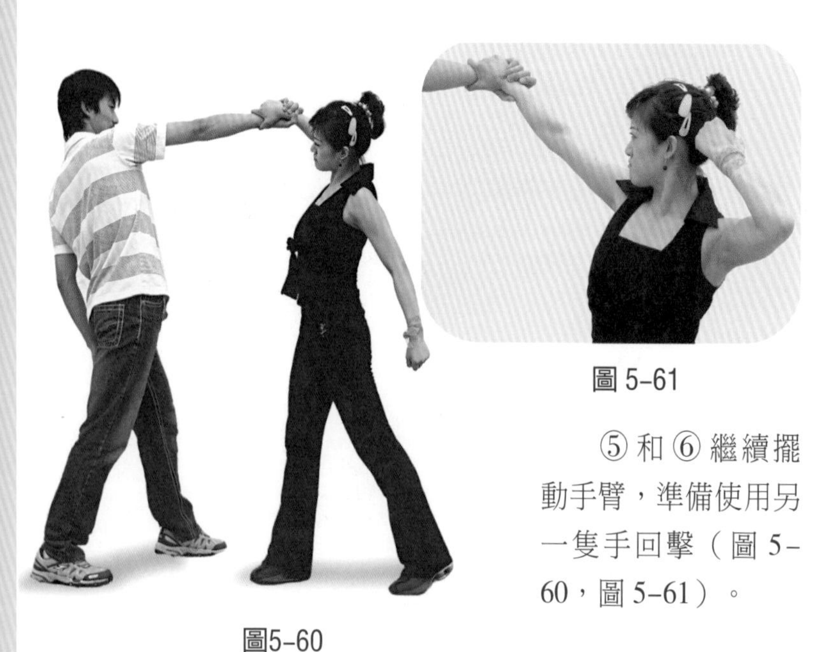

圖5-60

圖 5-61

⑤和⑥繼續擺動手臂，準備使用另一隻手回擊（圖 5-60，圖 5-61）。

⑦和⑧襲擊者的手臂移動到水平位置時，向下擺動另一隻手，用前臂擊打他的手肘（圖 5-62，圖 5-63）。

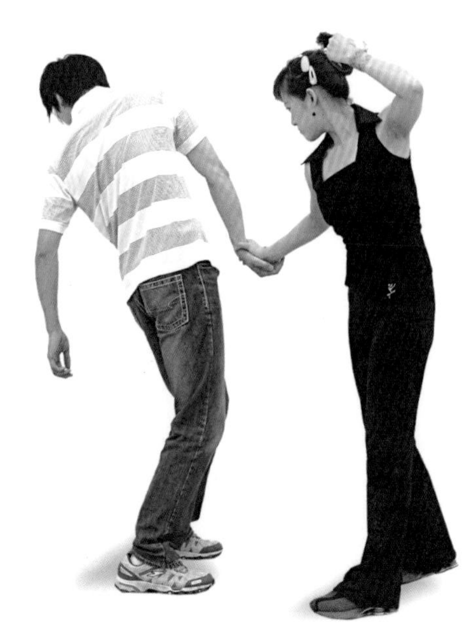

圖 5-62

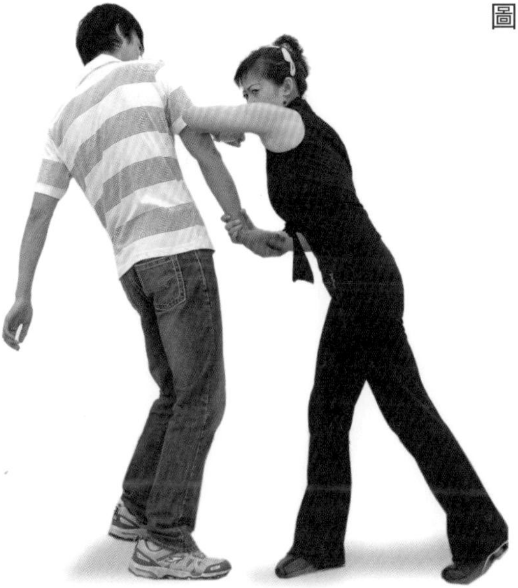

圖 5-63

注意：此動作易損傷肘部，練習時須特別小心。

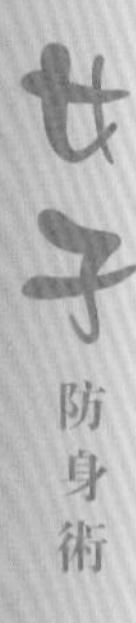

動作 15　被從側面抓住手腕的解脫方法

①襲擊者從側面抓住你的手腕（圖 5–64）。

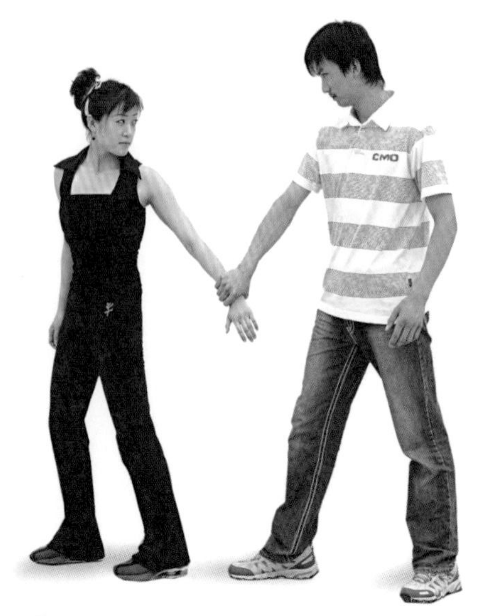

圖 5–64

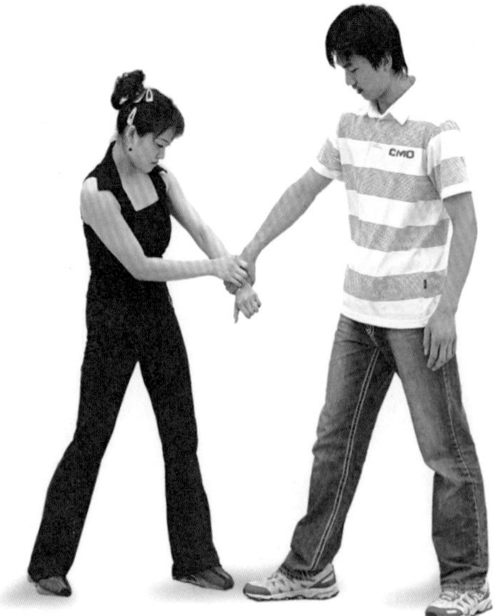

圖 5–65

②和③你迅速用另一隻沒有被控制的手蓋住他的手指，將他的手控制在你的手腕上（圖 5–65，圖 5–66）。

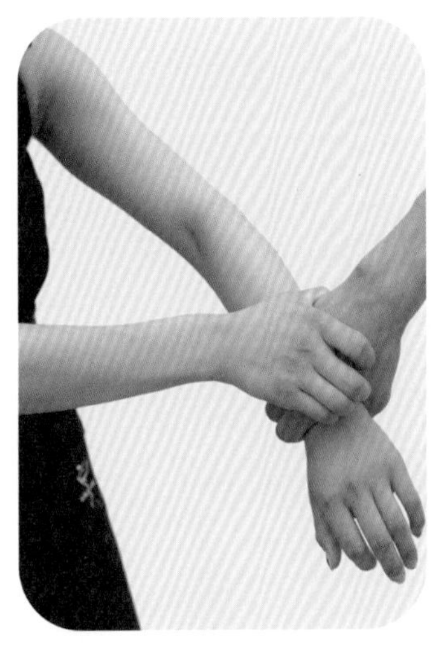

圖 5–66

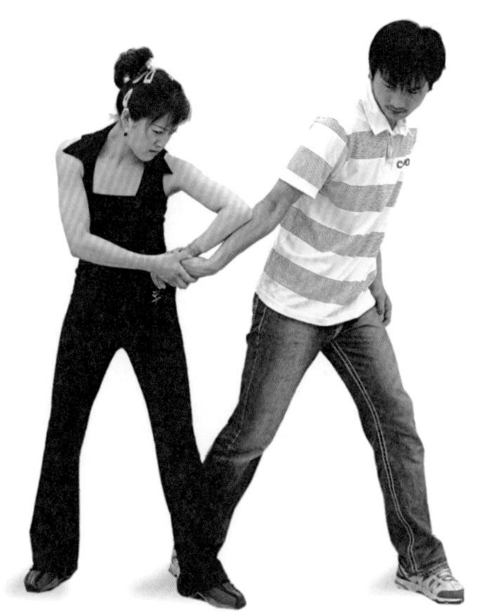

圖 5–67

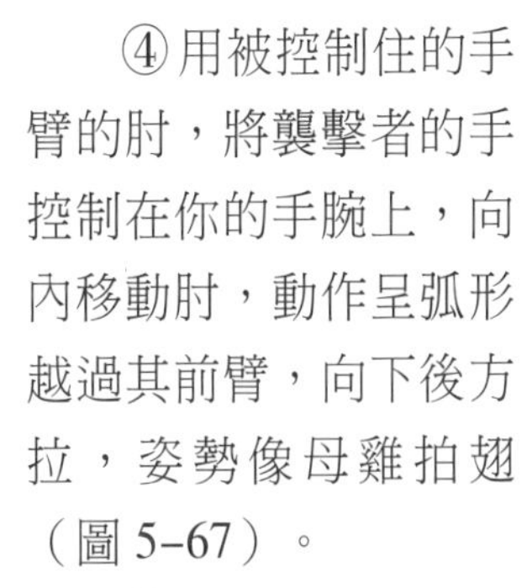

④用被控制住的手臂的肘，將襲擊者的手控制在你的手腕上，向內移動肘，動作呈弧形越過其前臂，向下後方拉，姿勢像母雞拍翅（圖 5–67）。

⑤襲擊者會向下掙脫。你可以鬆開他，也可以抬肘，重複上一動作（圖 5–68）。

⑥放手以後，一定要跟進一個動作，如跺其腳背。

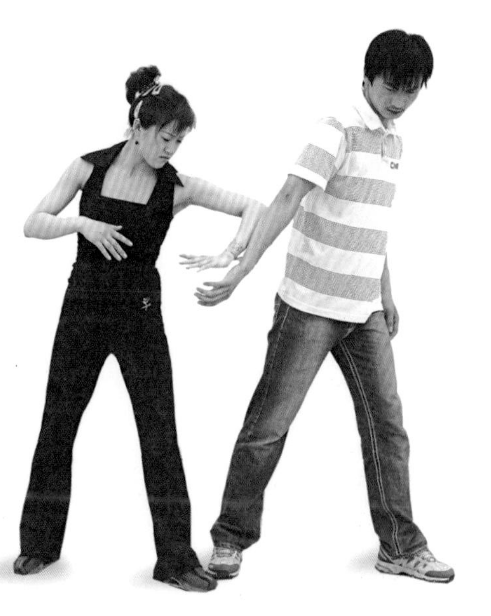

圖 5–68

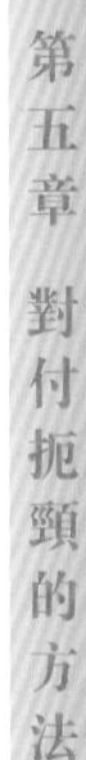

動作 16　雙手手腕從正面抓住的解脫和還擊方法

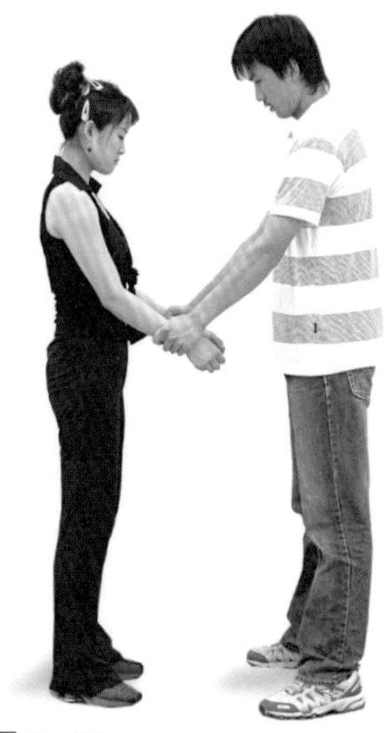
圖 5-69

① 襲擊者抓住你的雙手手腕（圖 5-69）。

② 後退一步，保持平衡，使襲擊者的手臂伸直。手指注意保持伸直，不要握拳頭（圖 5-70）。

③ 迅速舉起雙手，彎曲手臂，掌心向上，使襲擊者的大拇指和四指產生距離（圖 5-71）。

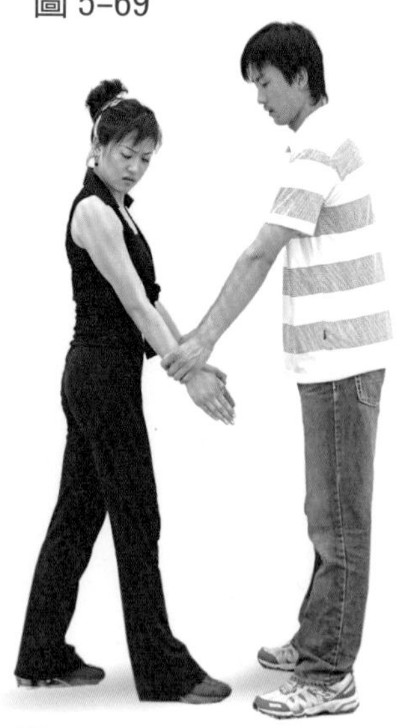
圖 5-70

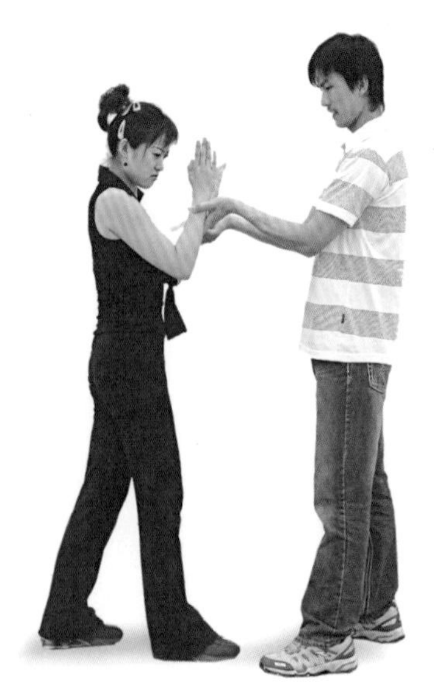
圖 5-71

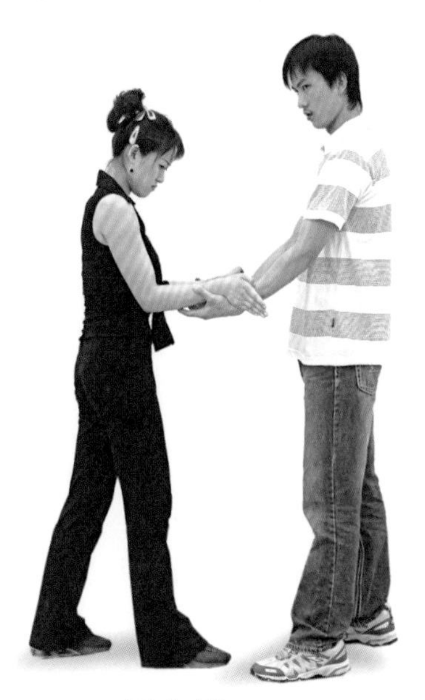

④ 向內側翻轉手掌，向下砍襲擊者的大拇指（圖 5–72）。

圖 5–72

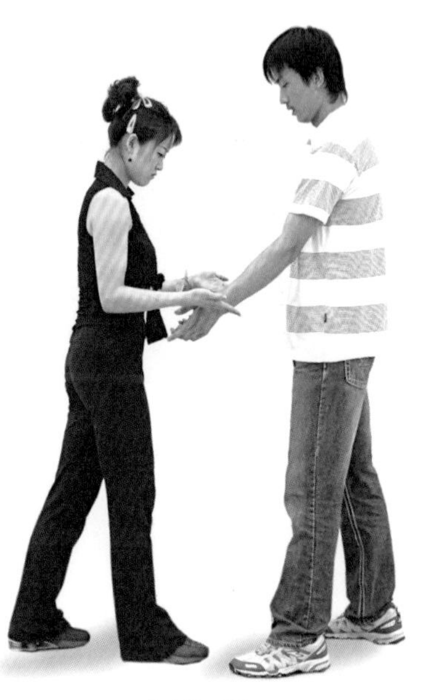

圖 5–73

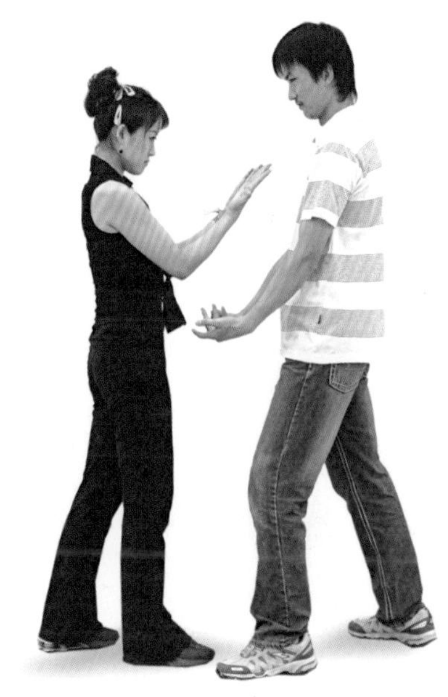

圖 5–74

⑤ 繼續伸直手臂，可以解脫雙手手腕（圖 5–73）。

⑥ 併攏雙手，掌心向上（圖 5–74）。

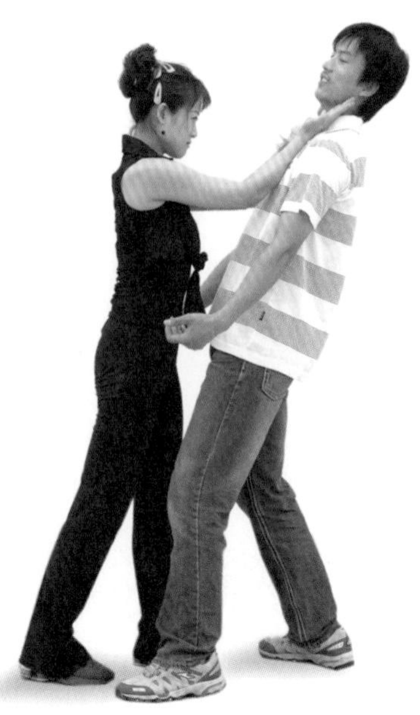

⑦抬手，刺向襲擊者的咽喉（圖 5-75）。

圖 5-75

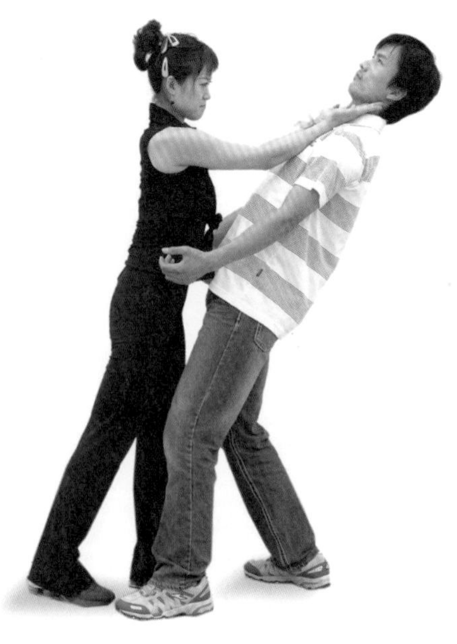

⑧前進一步，從兩個側面刺向襲擊者的喉管（圖 5-76）。

圖 5-76

動作 17　被從背後抓住手腕的解脫和還擊方法

①襲擊者從背後抓住你的手腕（圖 5–77）。

②任意一腿向前跨一大步，拉開與襲擊者手臂的距離（圖 5–78）。

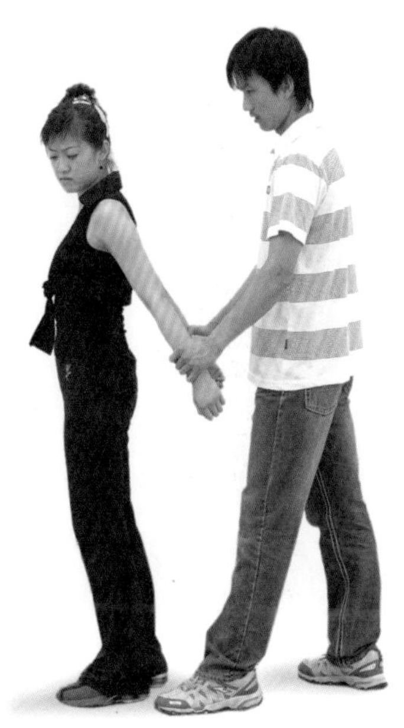
圖 5–77

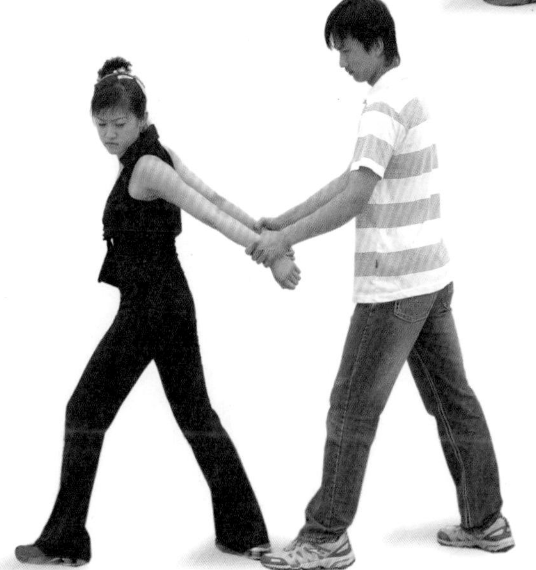
圖 5–78

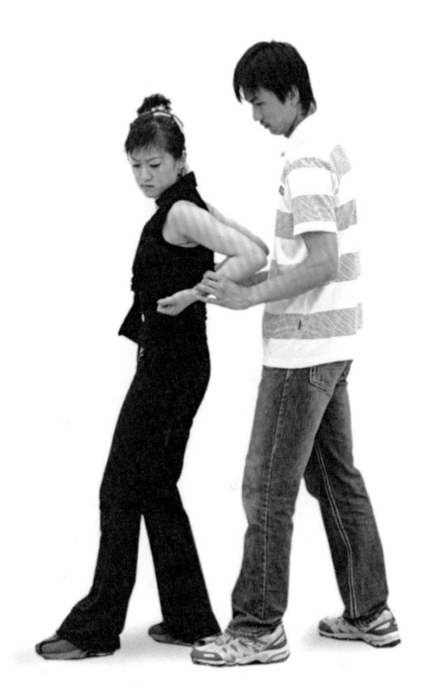

③（左）迅速退後一步，彎起手臂，伸直手指。迅速向外翻轉手腕，向襲擊者的大拇指施加壓力，迫使他鬆手（圖 5-79）。

圖 5-79

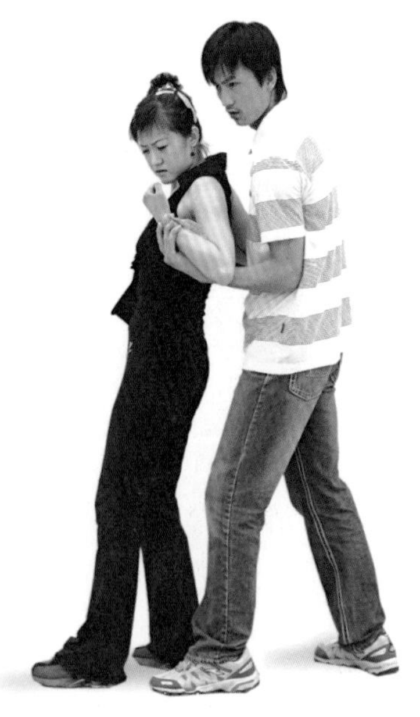

④用力向下壓肘，壓向襲擊者的前臂，擺脫其對手腕的控制（圖 5-80）。

圖 5-80

⑤ 迅速轉身，預備用後肘法攻擊。雙手並用可增加攻擊力量（圖 5-81）。

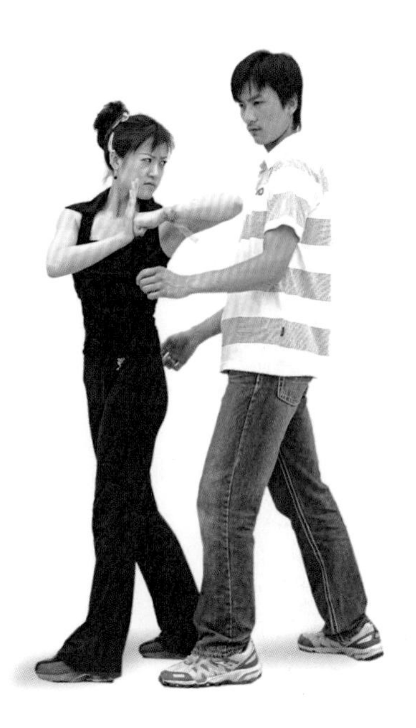
圖 5-81

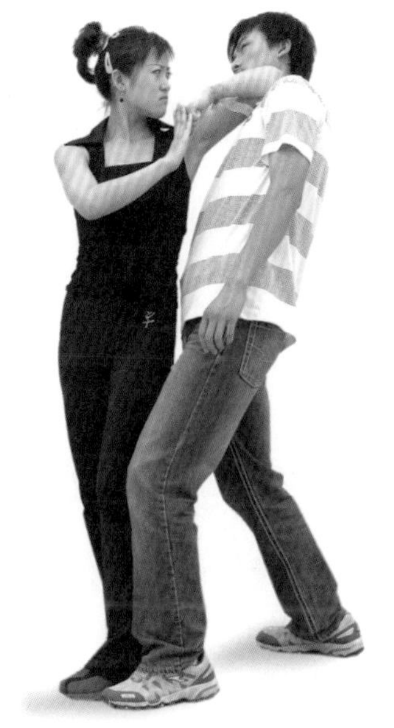
圖 5-82

⑥ 根據襲擊者身高，決定攻擊其下巴或者頭側（圖 5-82）。

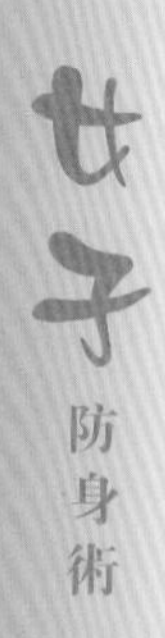

⑦和⑧這樣的攻擊會破壞他的平衡。立即用掌襲擊其襠部。襲擊者也許會向你回擊，注意防範（圖 5-83，圖 5-84）。

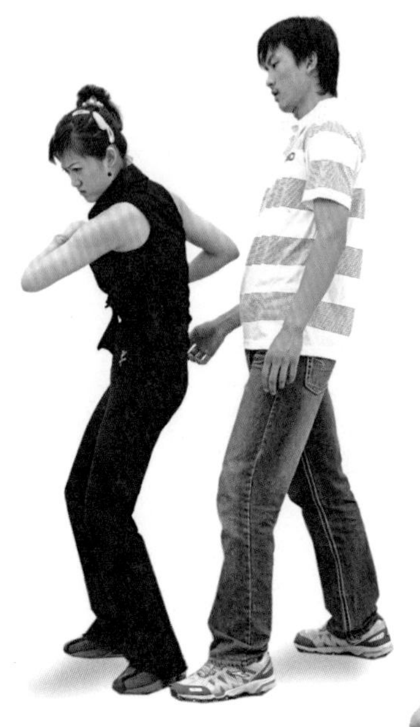

圖 5-83

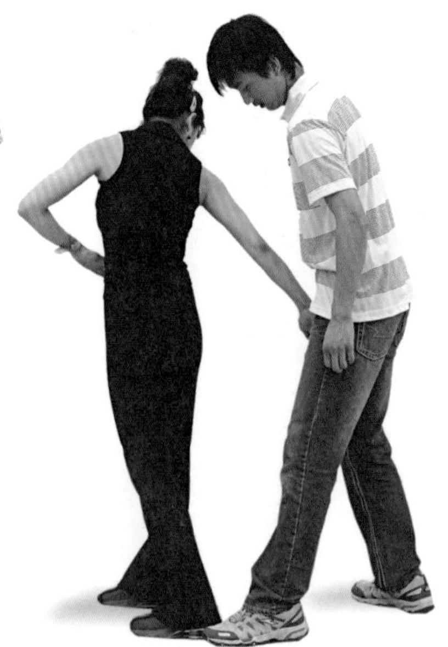

圖 5-84

動作 18　被從側面抓住手腕的解脫和還擊方法

如果你乘與襲擊者對話而轉身逃跑，可能會被他抓住手腕。

①襲擊者用右手抓住你的右手腕（圖 5-85）。

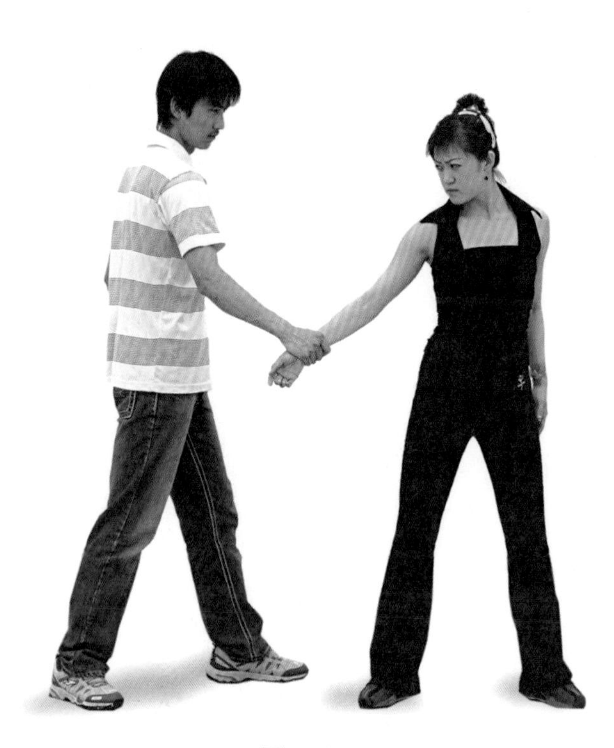

圖 5-85

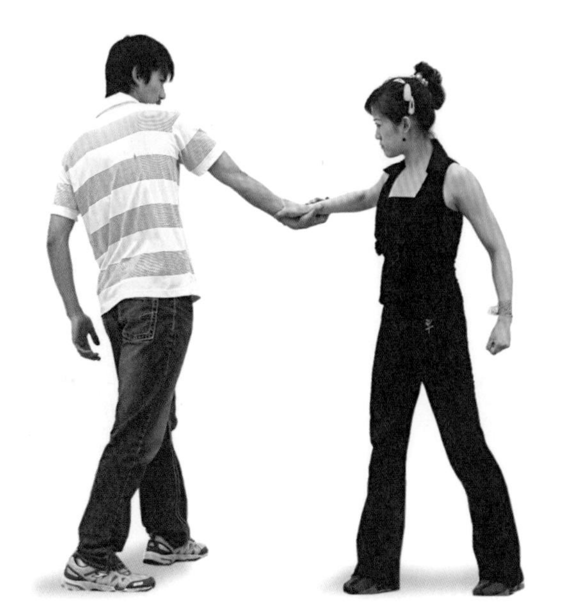

圖 5-86

②向上擺動右臂，呈弧形，越過自己的身體，帶動襲擊者的手臂擺動，拉開其與你身體的距離。注意手指保持挺直，不要握拳（圖 5-86）。

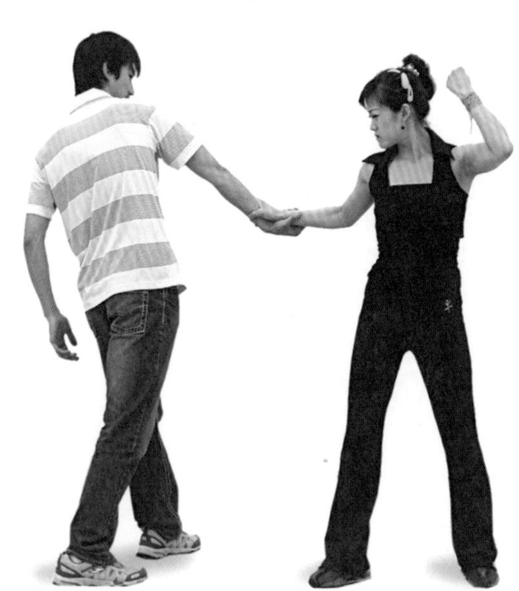

圖 5-87

③繼續向上擺臂，抓住對手的手腕，預備下一個動作（圖 5-87）。

④不要等到手臂畫完一個弧形，這時襲擊者的手臂應到達水平位置，用錘拳打擊其肘（圖 5-88，圖 5-89）。

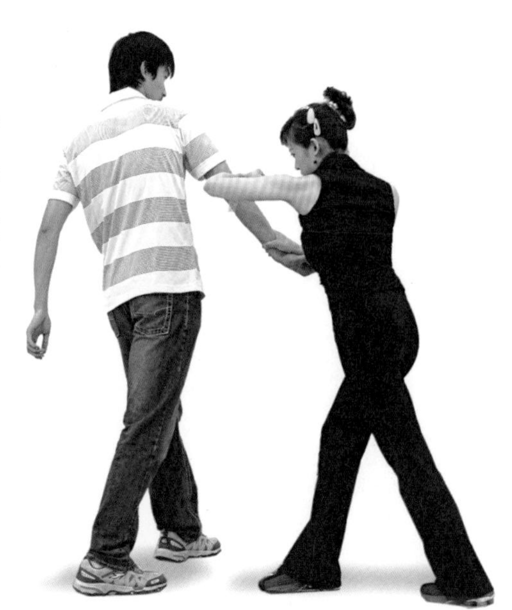

圖 5-88

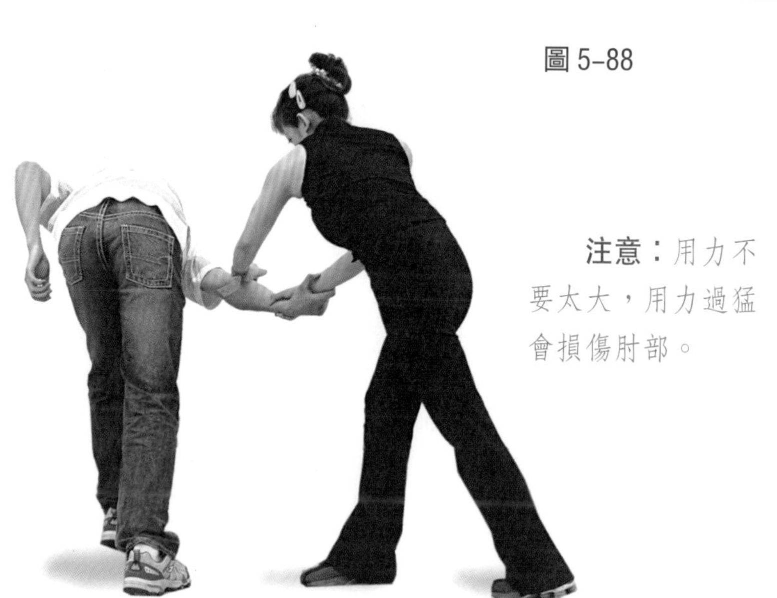

圖 5-89

注意：用力不要太大，用力過猛會損傷肘部。

動作 19　被雙手控制住手腕的解脫和還擊方法

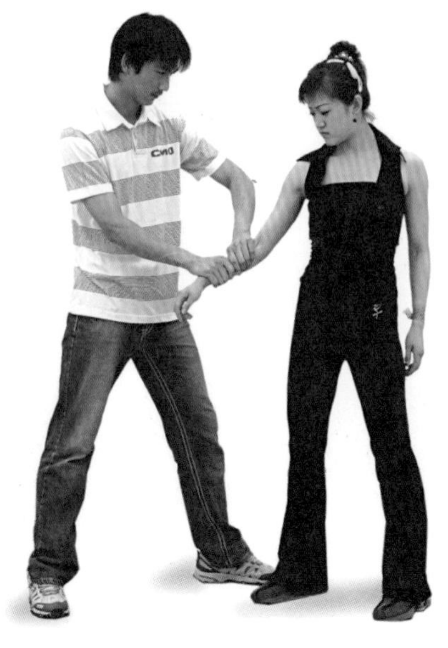

圖 5–90

① 你試圖逃跑，被襲擊者用雙手抓住右手腕（圖 5–90）。

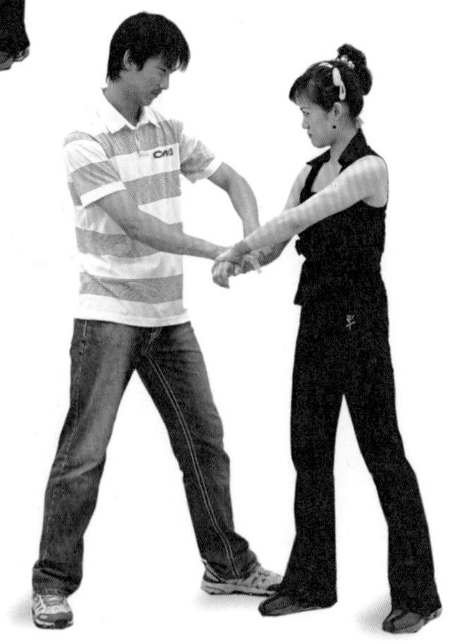

圖 5–91

② 迅速用左手抓住自己的右手腕，邁步靠近襲擊者，右肘向上擺動，朝向襲擊者（圖 5–91）。

③繼續擺動手臂，呈弧形越過其身體，強迫其手腕非正常彎曲，使之疼痛。這時他被迫放手（圖5-92，圖5-93）。

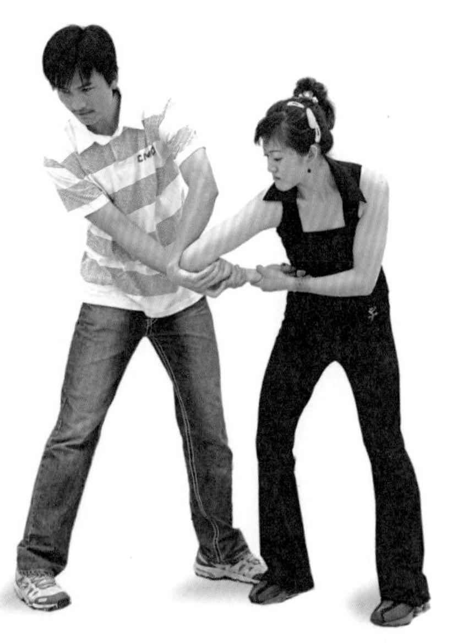

圖 5-92

④一旦其鬆手，立即使用後肘法，用力從腰部送出一擊，攻擊其下巴或太陽穴。預備下一個動作（圖5-94）。

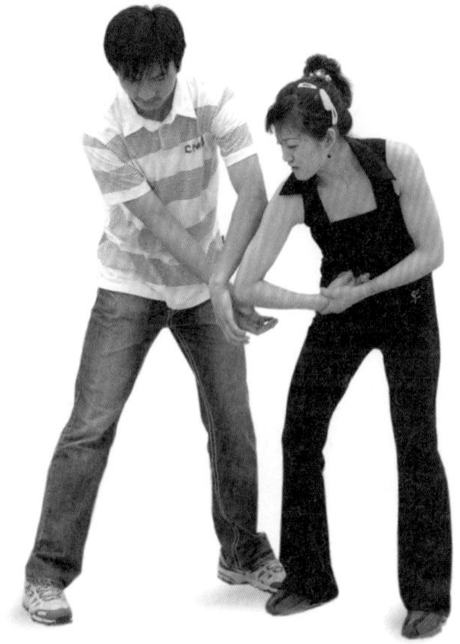

圖 5-93

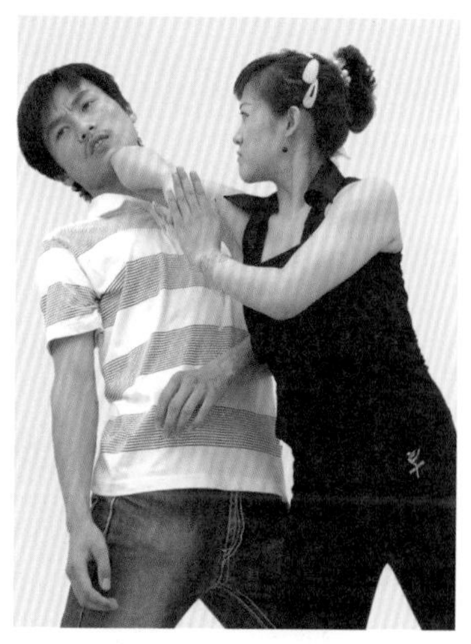

圖 5-94

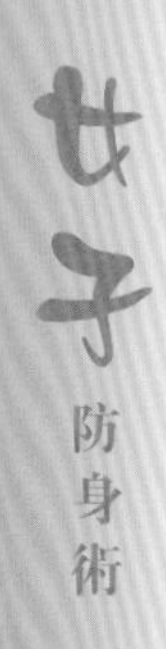

動作 20　被從正面扼住手腕的解脫和還擊方法（舉手狀態）

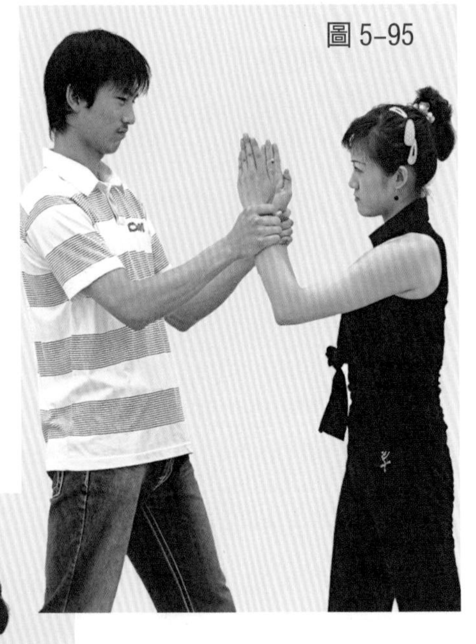

圖 5-95

①襲擊者撲過來，你須舉起雙臂保護頭部和面部。襲擊者抓住你的手腕，此時立即後退一步，以保持平衡（圖 5-95）。

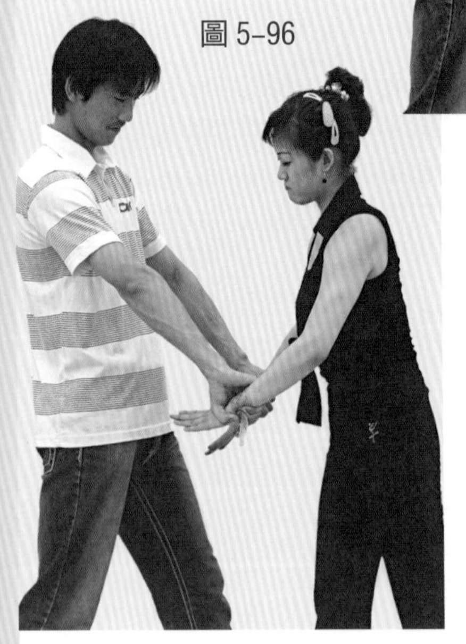

圖 5-96

②伸直手指，放鬆，雙手向下砍，手腕壓迫其大拇指的力量會迫使其鬆手（圖 5-96）。

③和④待其鬆手後，立即合掌，使用雙掌砍向其咽喉。如果必要也可以緊跟一腳踢他或者跺他（圖 5–97，圖 5–98）。

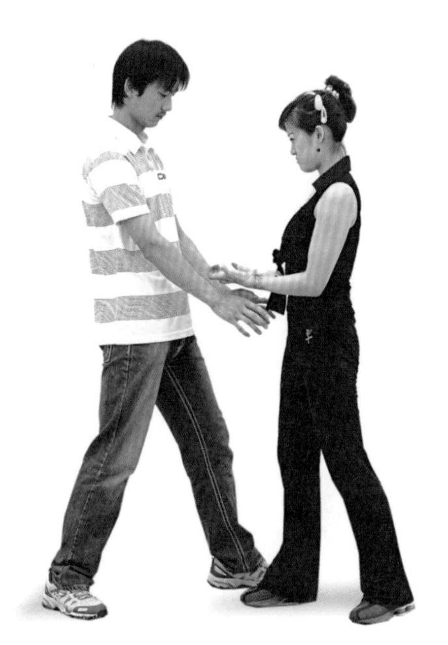

圖 5–97

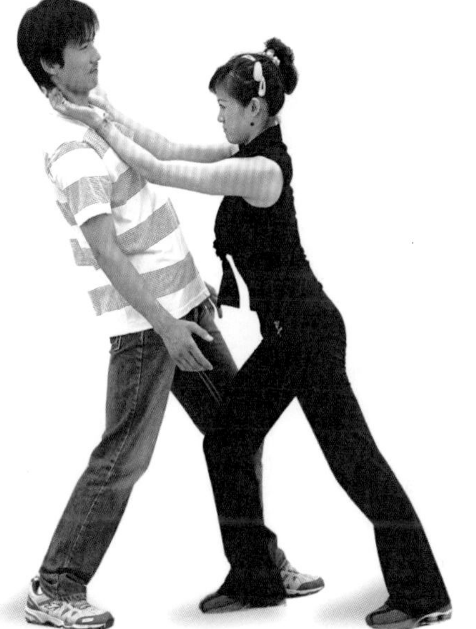

圖5–98

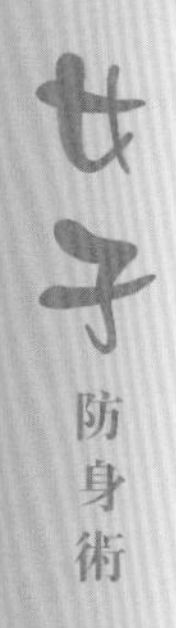

動作 21　被從正面擁抱的解脫和還擊方法之一（雙手未被控制）

強烈反抗

不少歹徒用這種方式進行襲擊。

①襲擊者抱住你，沒有控制你的雙手（圖 5-99）。

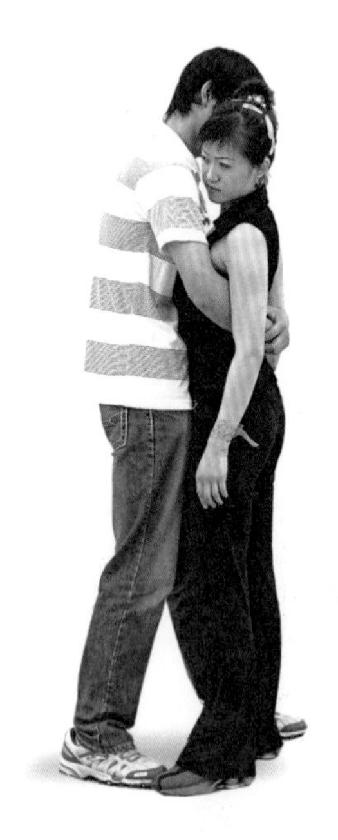

圖 5-99

② 你向後仰，舉手，掌心朝向襲擊者（圖 5-100）。

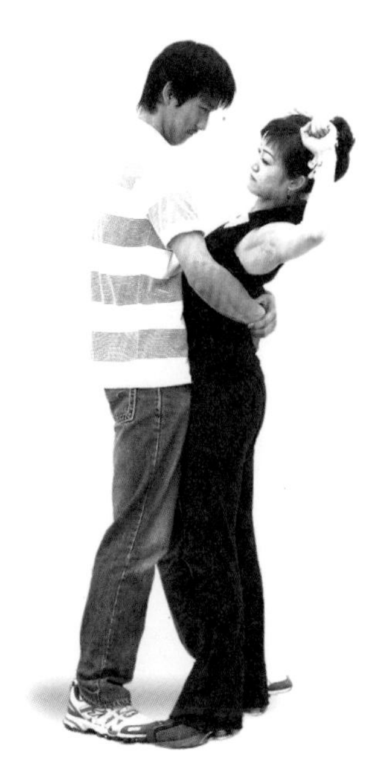

圖 5-100

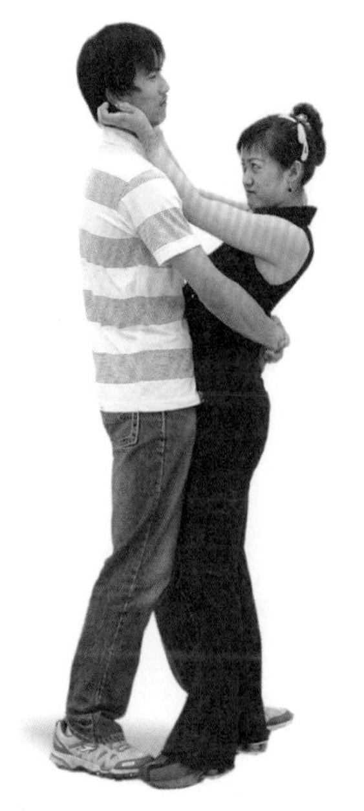

圖 5-101

③ 雙手迅速以掌根擊向對方耳根，同時抓住對方的雙耳（圖 5-101）。此動作要以最快的速度、用最大的力量完成。這個動作產生的劇痛可以迫使襲擊者放手。

注意：這是很危險的動作，練習時很容易撕裂對方的耳朵。

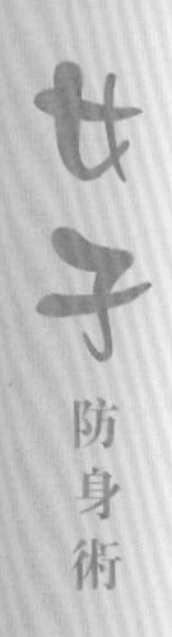

動作 22　被從正面擁抱的解脫和還擊方法之二（雙手未被控制）

非激烈反抗

①用手掌邊緣切向襲擊者鼻子下方，要用力。這是非常敏感的區域，即使再最強壯的男人也會向後仰頭避開（圖 5-102）。

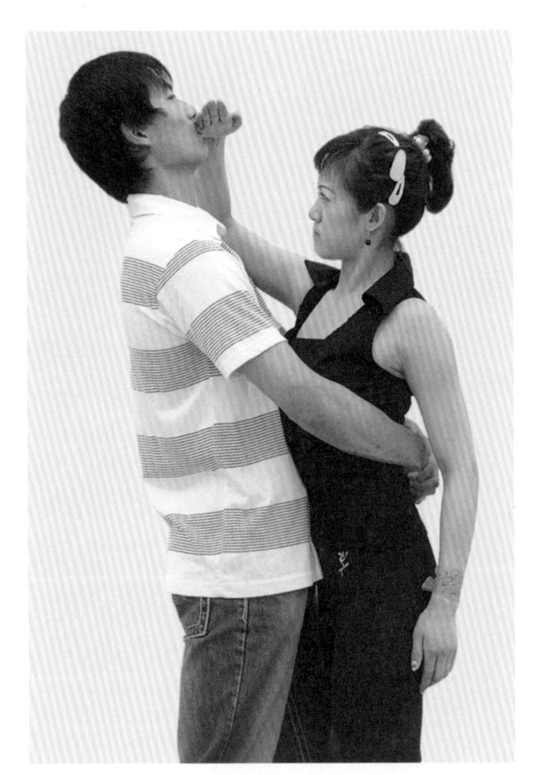

圖 5-102

②趁其頭後仰，另一隻手預備攻擊（圖5-103）。

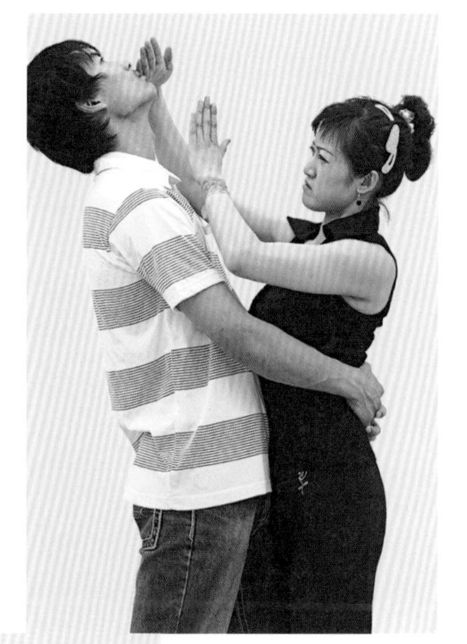

圖 5-103

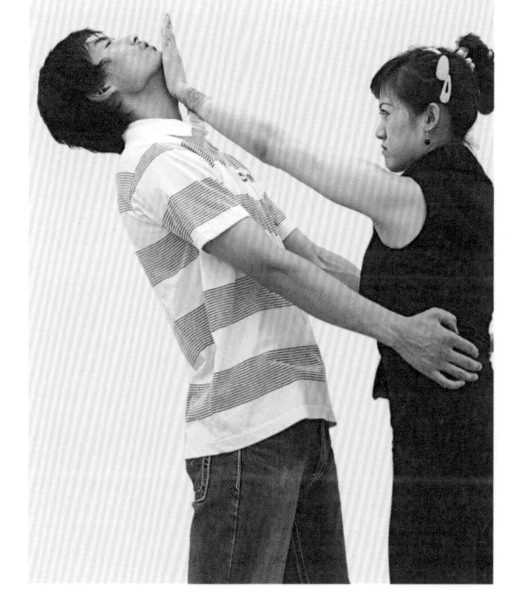

圖5-104

③用另一隻手的掌根推開他，此招數可以使其鬆手（圖 5-104）。預備跟進下一個動作。

動作 23　被從背後擁抱的解脫和還擊方法

①立即確定襲擊者繞過你的身體握住自己手腕用的是左手還是右手。如果是右手，抬起右手，握拳（圖 5-105）。

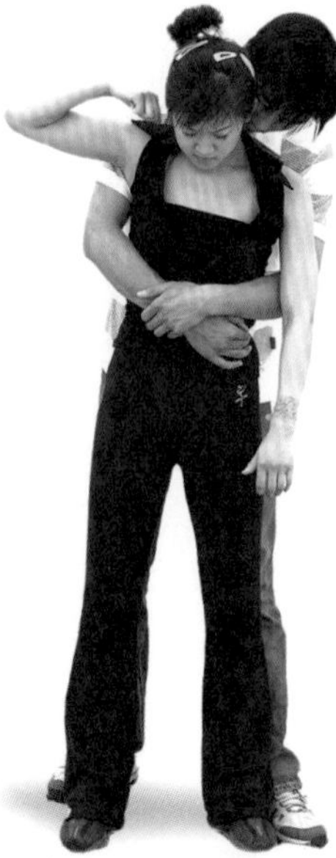

②和③用食指和中指的關節用力敲其握住你手腕的手背。如果他還不鬆手，再做一次，加大力度，他就會鬆手（圖 5-106，圖 5-107）。

圖5-105

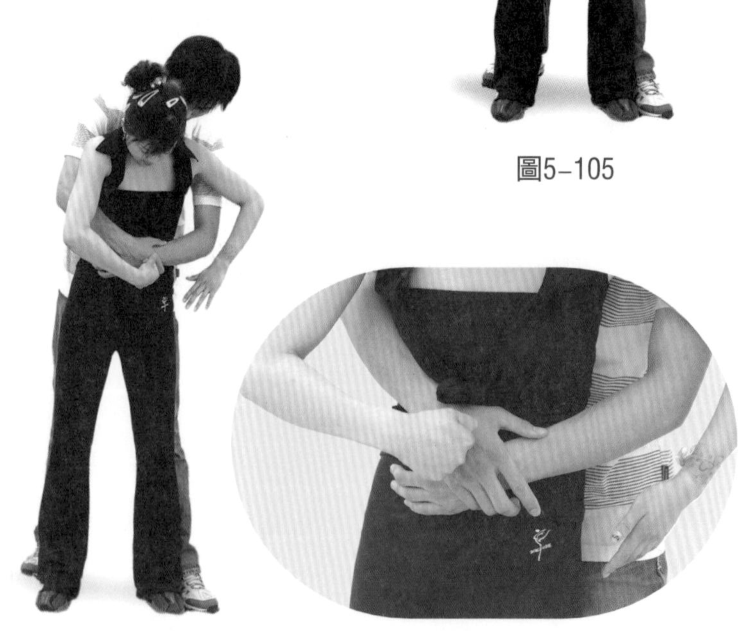

圖5-106

圖 5-107

④用左手推開其原來握住自己手腕的手。同時用右手握住其手肘（圖 5-108）。

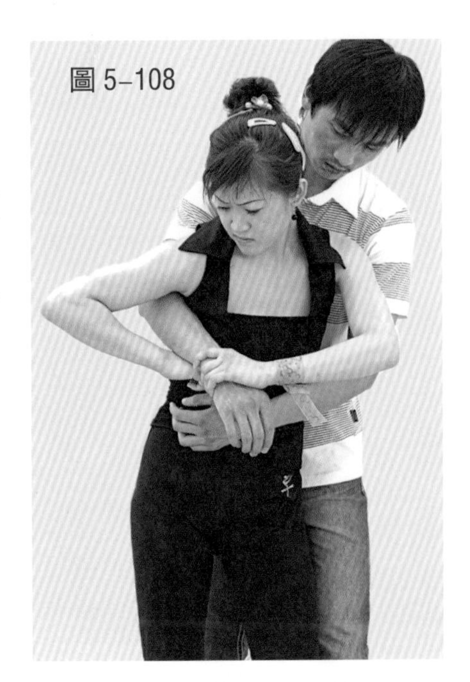
圖 5-108

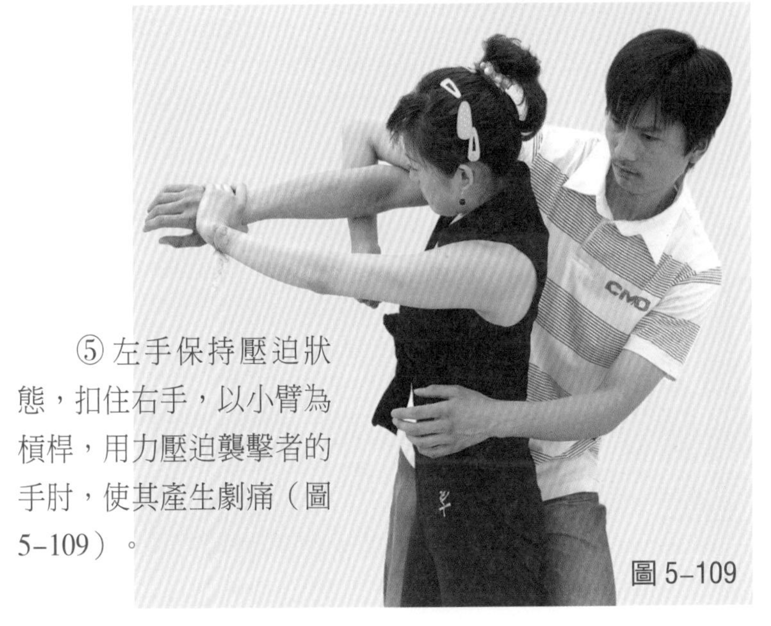
圖 5-109

⑤左手保持壓迫狀態，扣住右手，以小臂為槓桿，用力壓迫襲擊者的手肘，使其產生劇痛（圖 5-109）。

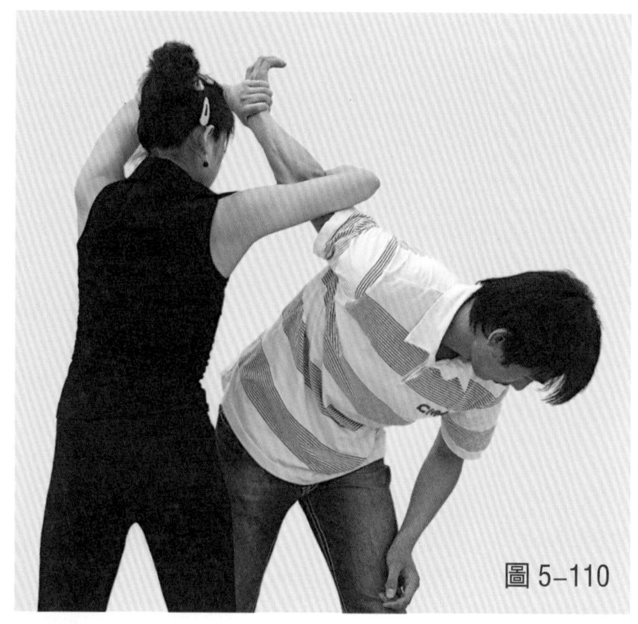
圖 5-110

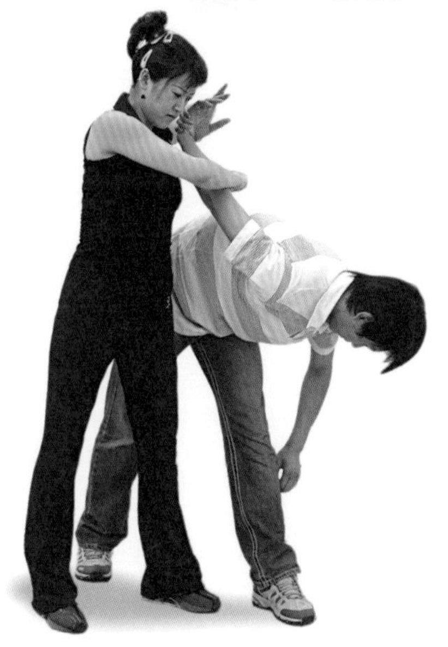
圖 5-111

⑥和⑦保持壓迫其肘關節的狀態，向側面跨一步，向上拉襲擊者的手臂，迫使其彎曲、彎腰。用左手向其手腕方向拉他的右手，即鎖手腕法（圖 5-110，圖 5-111）。

⑧保持鎖手腕狀態，抬起膝蓋，頂襲擊者的頭或臉。如果必要，緊跟一擊或跺踏（圖 5–112，圖 5–113）。

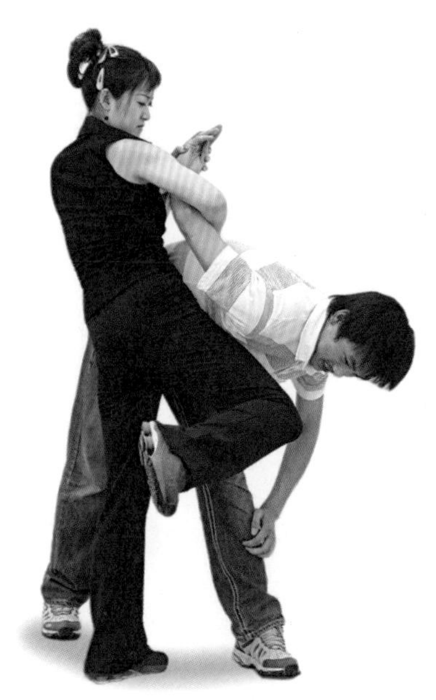

圖 5–112

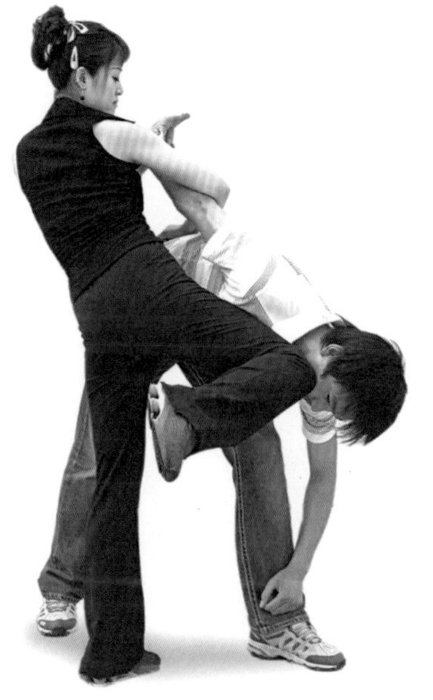

圖 5–113

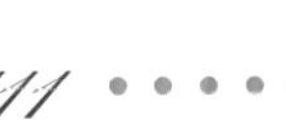

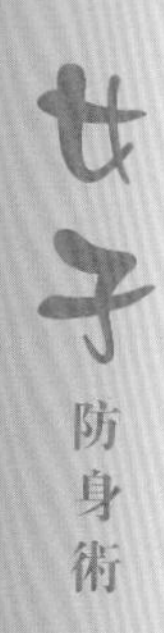

動作 24　被從正面抱住的解脫和還擊方法（雙手未被控制）

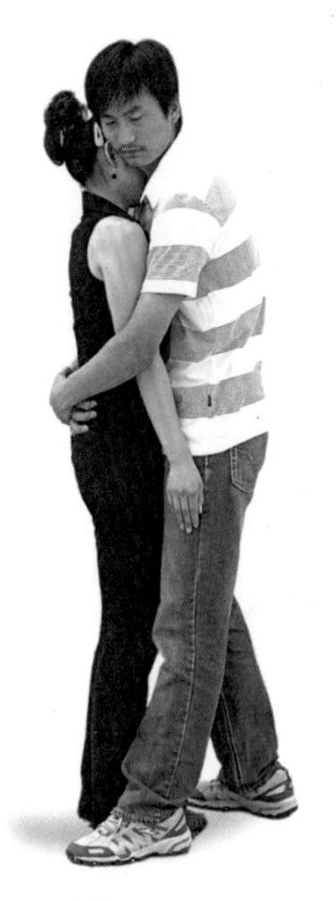

圖 5–114

①襲擊者從正面抱住你，把雙手也抱住了（圖 5–114）。

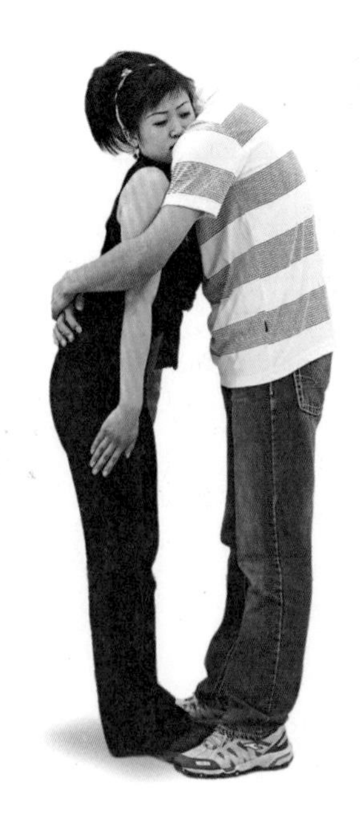

圖 5–115

②轉臉避開其正面，迅速側移臀部，拉開和襲擊者的距離（圖 5–115）。

③向襲擊者的襠部用合掌平掌或虎形爪攻擊（圖5-116）。

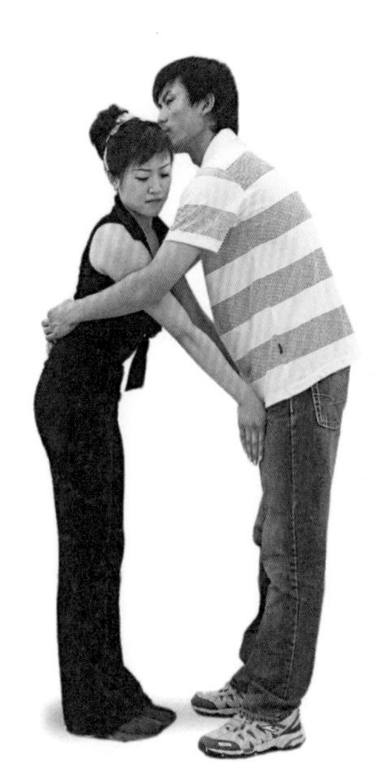

圖5-116

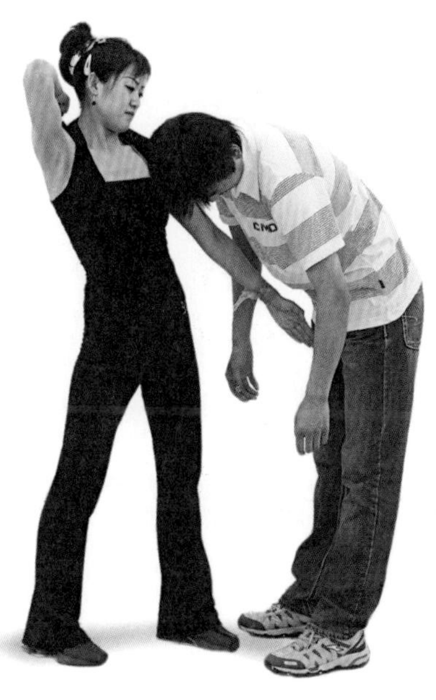

圖 5-117

④一旦襲擊者鬆手，後退一步，準備下一個攻擊——肘擊後腦（圖 5-117，圖 5-118）。

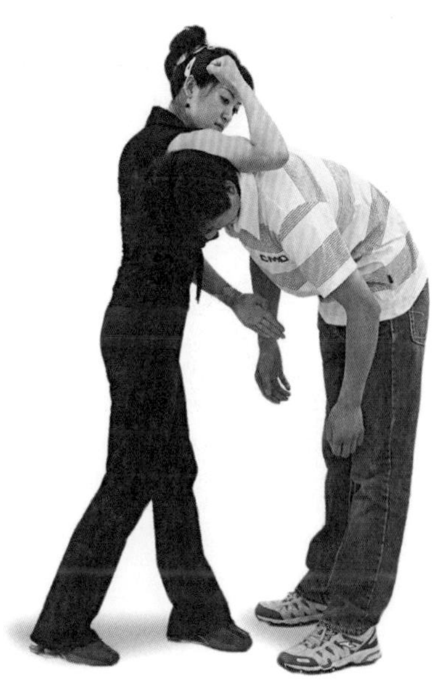

圖 5-118

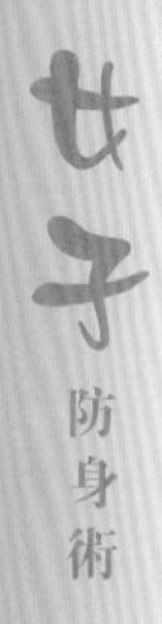

動作 25　被從側面抱住的解脫和還擊方法

①襲擊者可能是個醉漢，抓住你的身體側面（圖 5-119）。

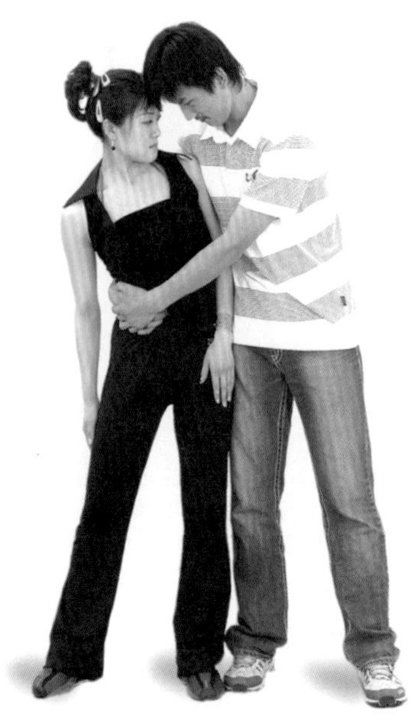

圖5-119

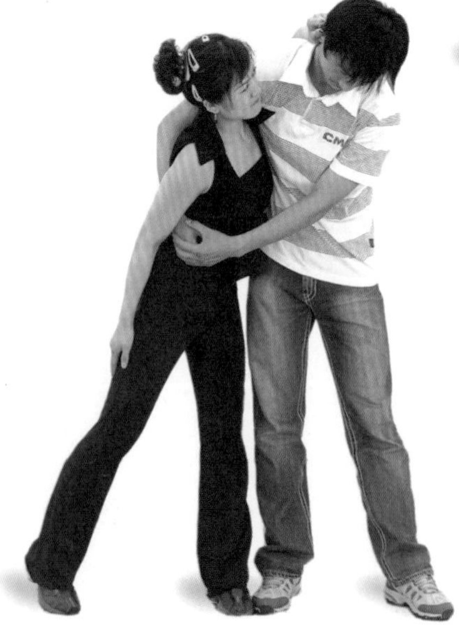

圖 5-120

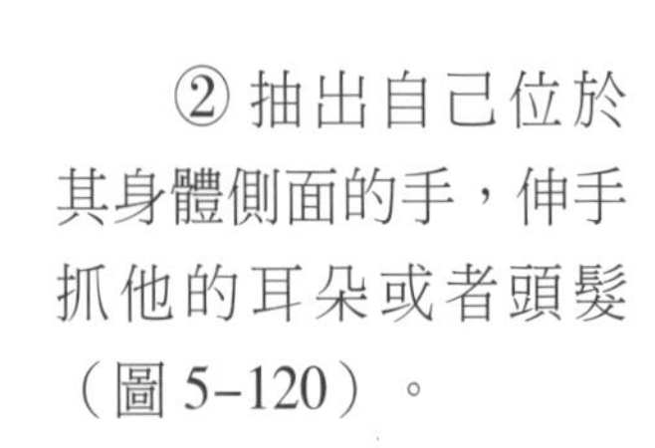

②抽出自己位於其身體側面的手，伸手抓他的耳朵或者頭髮（圖 5-120）。

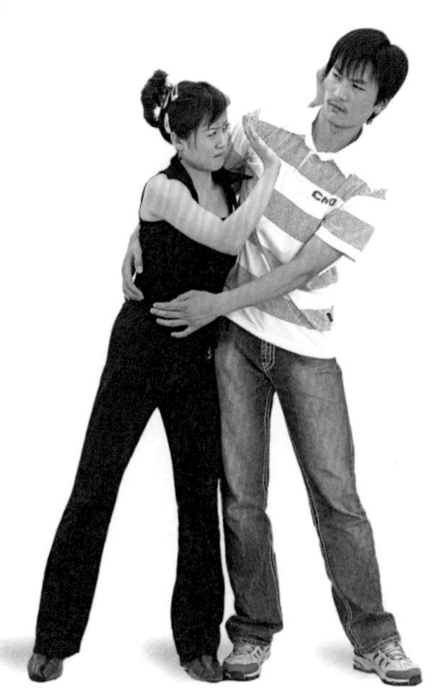

③向後猛拉他的頭，同時準備下一個動作（圖 5–121）。

圖5–121

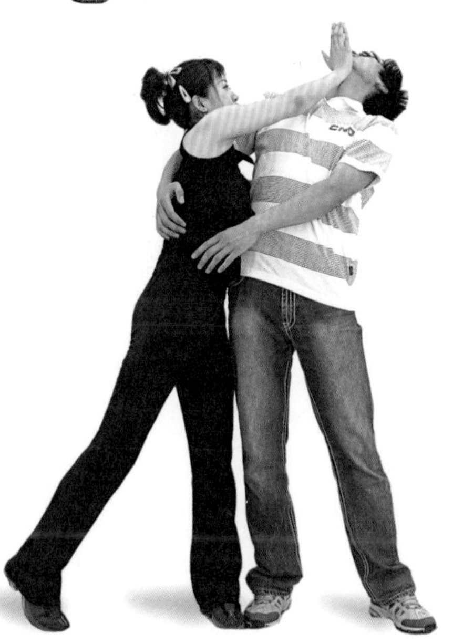

④用掌根攻擊其面頰，如果因為其個子太高或手臂太長，影響你攻擊的效果，使用掌擊可能是更好的方法（圖 5–122）。

注意：練習時，拉陪練者耳朵時不要用力過猛，那樣會有撕裂的危險。

圖5–122

動作 26　被從後面箍住脖子的解脫方法

① 首先要立即擺脫壓在你氣管上的右手臂，不然很快會失去知覺（圖 5-123）。

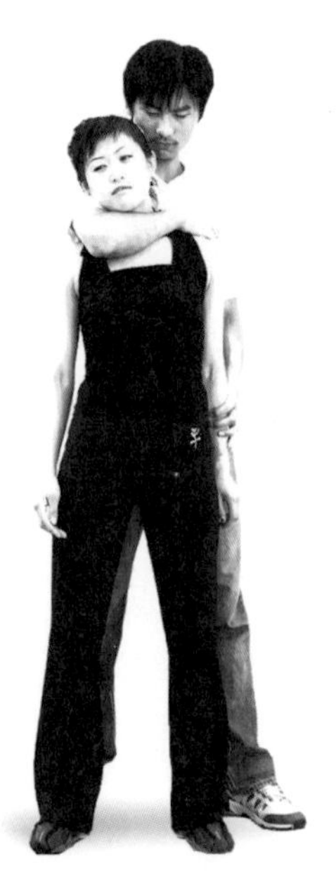

圖 5-123

② 抬起右臂，抓住襲擊者的右前臂。同時轉頭，下巴用力插入其手彎，這樣可以減輕你氣管上的壓力（圖 5-124）。

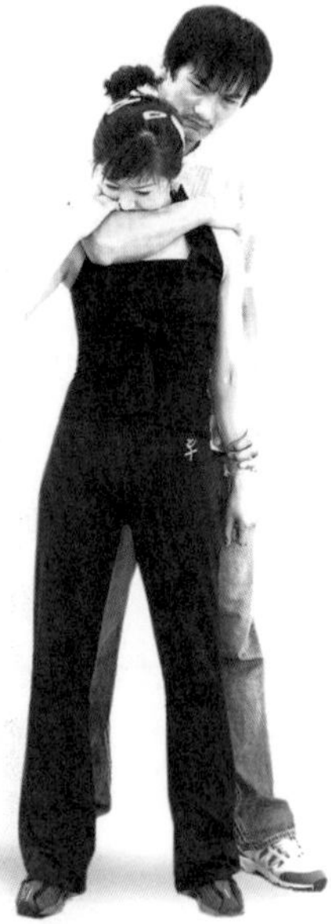

圖5-124

③ 向右跨步，並向右擺臂，用掌襲擊其襠部。如果此招被阻擋，使用後肘法襲擊其頭部（圖 5-125）。

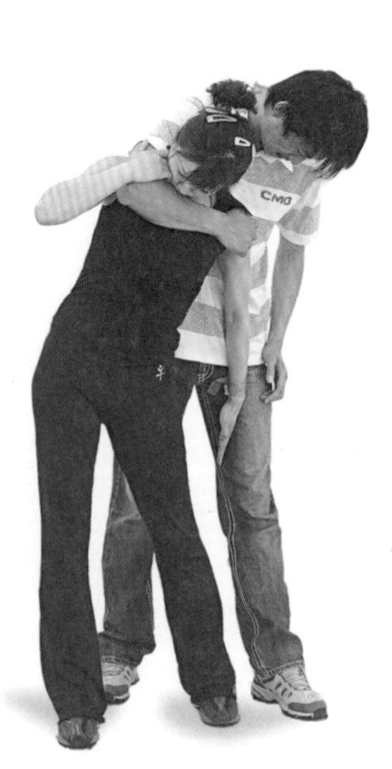

圖 5-125

④這一動作的成功會使你處於有利位置。向襲擊者方向回擺臀部，擊中其右腿。向左擺，並拉其右臂，使其失去平衡（圖 5-126）。

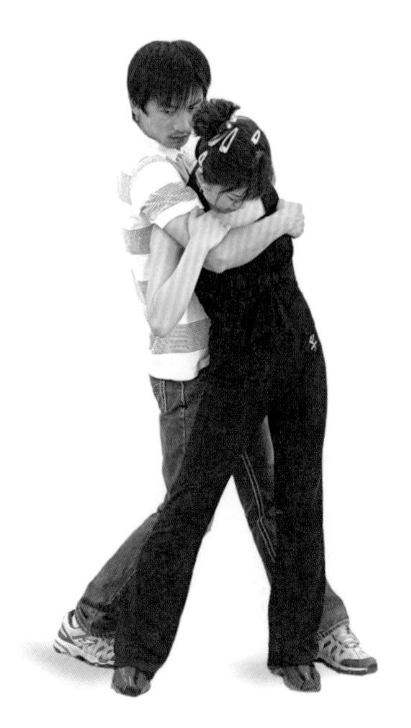

圖 5-126

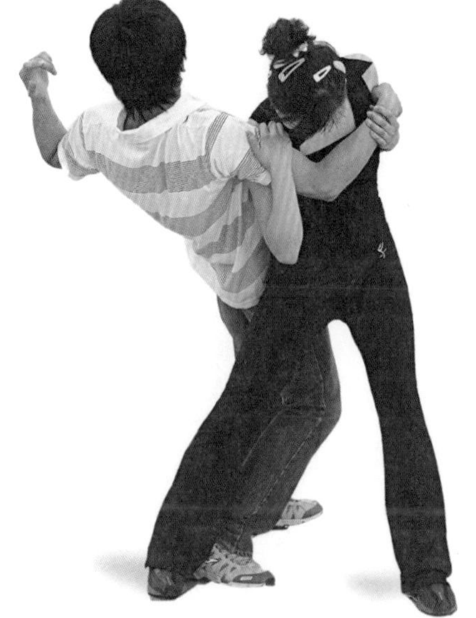

圖5-127

⑤他會倒在你伸出的腿上，仰面倒下（圖 5-127）。

⑥面對倒地的對手，應緊跟下一個動作，掌擊其咽喉，或踢他的膝蓋。這一招很厲害。

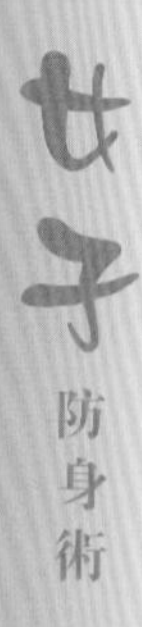

動作 27　被捂住臉的解脫和還擊方法

①實際上被捂住臉並不像一般人想像的那樣危險。如果襲擊者用右手捂住你的臉，你要準備用左手還擊（圖 5–128）。

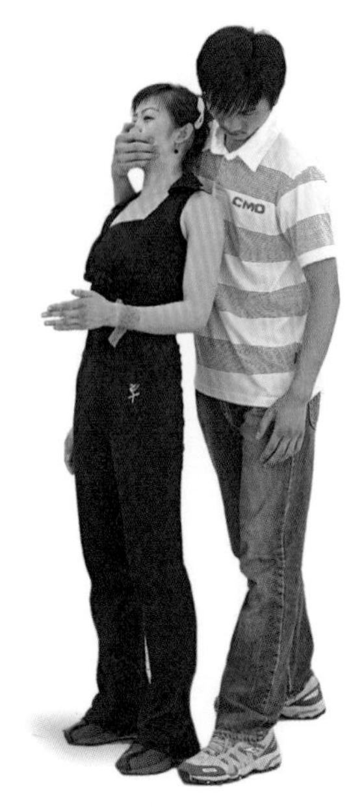

圖5–128

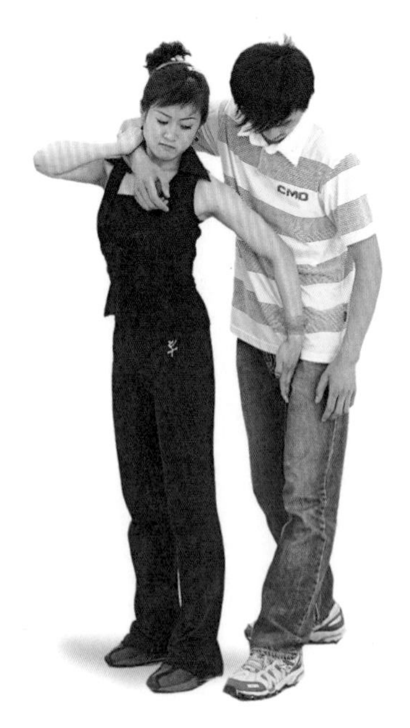

圖 5–129

②向右擺臂，用掌砍他的襠部（圖 5–129）。同時用右手抓住他的右前臂，準備用上一招的方法將他摔倒。

對付持刀歹徒的方法

動作 28　受到持刀歹徒威脅的解脫和還擊方法

①在練習過程中，可以用筆、小木棍代替刀，這樣更安全。如果歹徒右手持刀，建議舉手做投降狀，這樣可以麻痹對方（圖 5–130）。

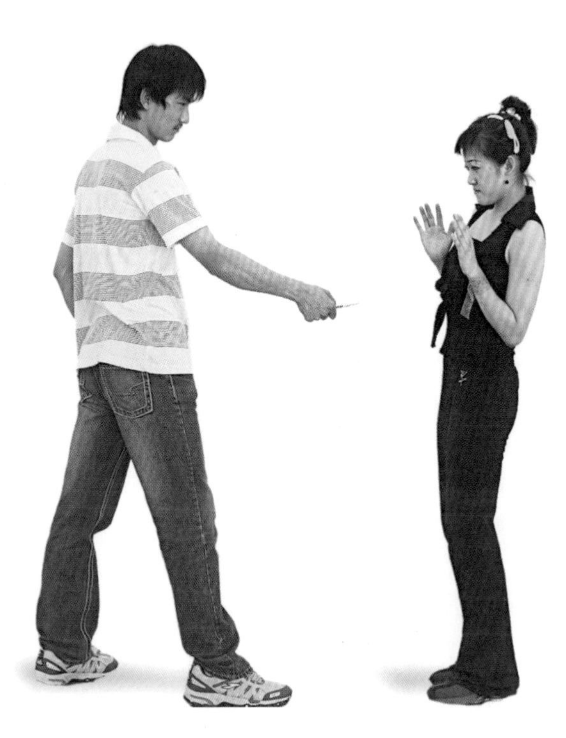

圖 5–130

②和③用左手掌根攻擊其持刀的手，同時用右手掌攻擊其面頰，用力跺其腳面（圖 5–131，圖 5–132）。

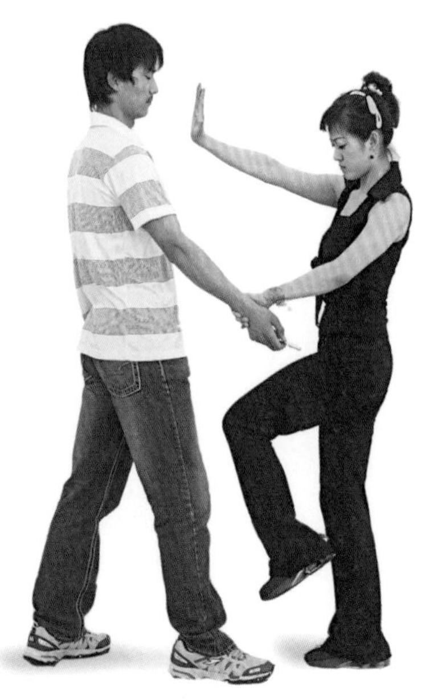

圖 5–131

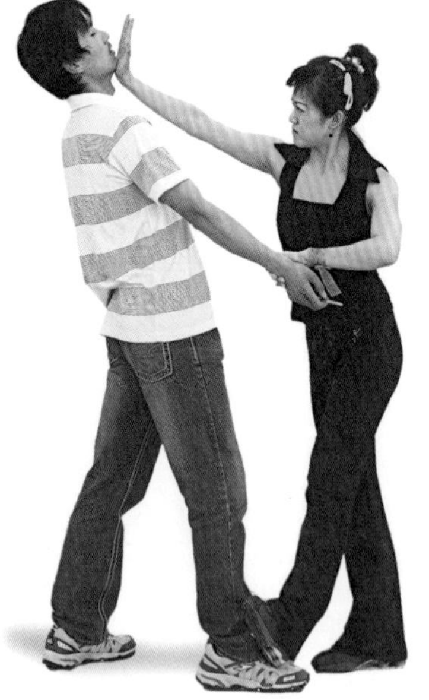

圖 5–132

注意：這個動作複雜，需多次練習。

④將他的持刀手壓下以後，抓住他手腕，用力將其大拇指壓向手背方向，可以迫使其放棄手中的刀，然後將其手臂向外拉，使其離開你的身體（圖 5-133）。

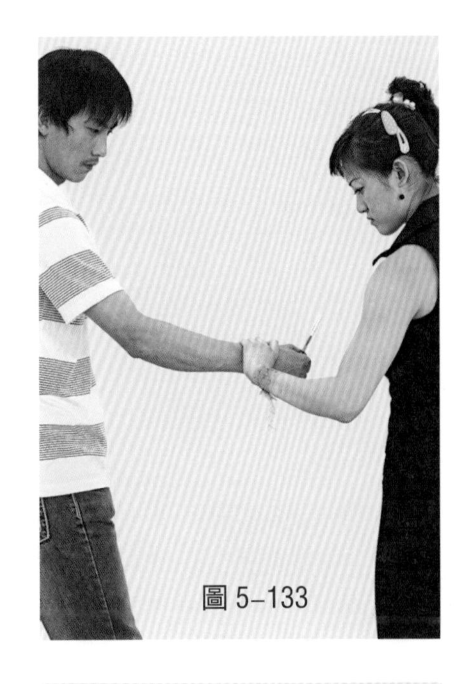
圖 5-133

⑤在向外拉他的手的同時，如果力量不夠，可用右手增強力量，順勢繼續用肘部壓其手腕，並用肘擊其面部（圖 5-134，圖 5-135）。

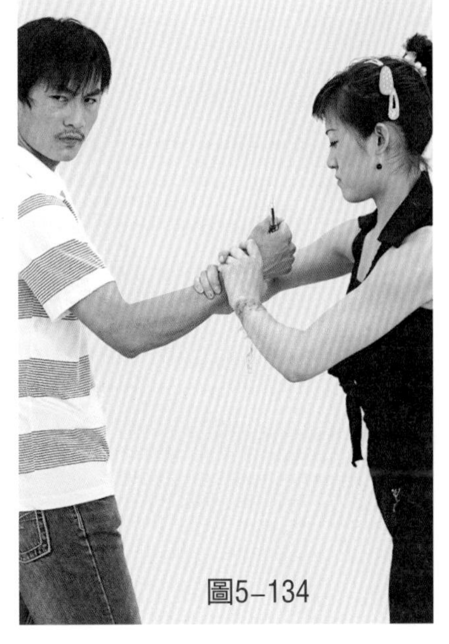
圖5-134

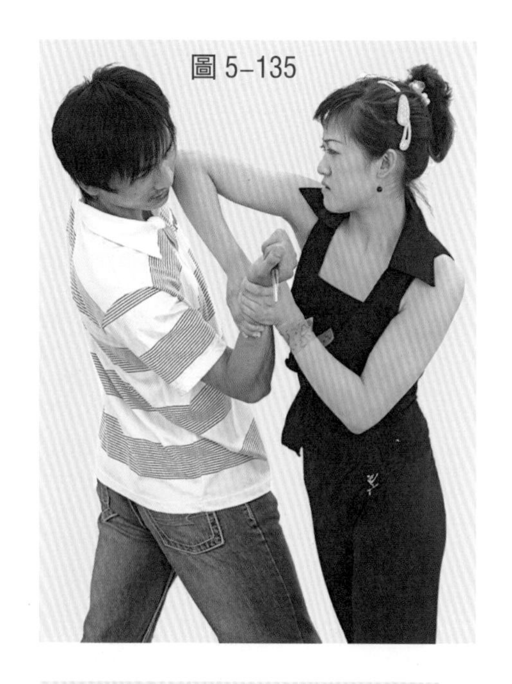
圖 5-135

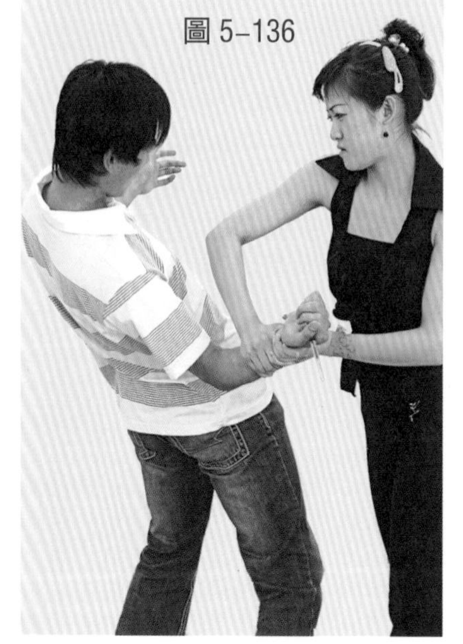
圖 5-136

⑥跨步越過襲擊者的身體，保持彎曲其手腕的姿勢。這招產生的劇痛可以使其刀落，身體後倒（圖 5-136）。

動作 29　被持刀歹徒抓住肩膀的解脫和還擊方法

最危險的情況是持刀歹徒將你控制，突然用刀刺你。

①襲擊者一手抓住你的肩膀，另一隻手持刀（圖 5-137）。

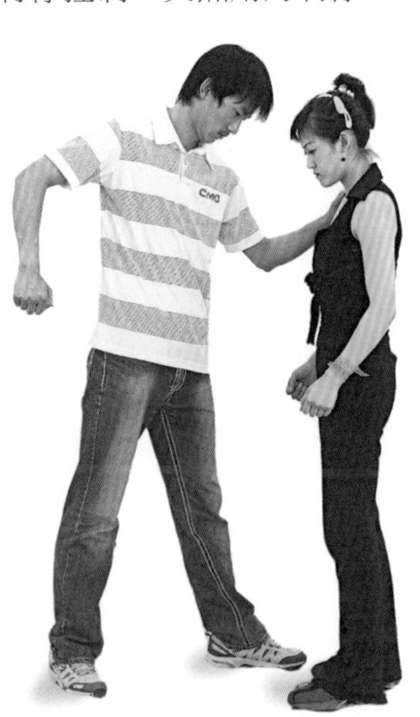

圖5-137

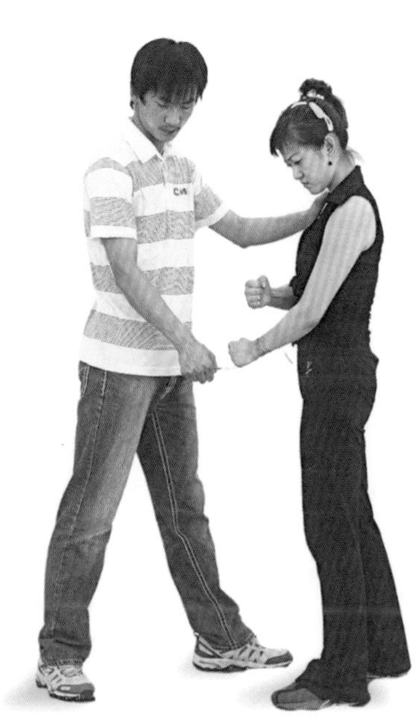

圖 5-138

②立即抬起雙手，在身體前交叉（圖 5-138）。

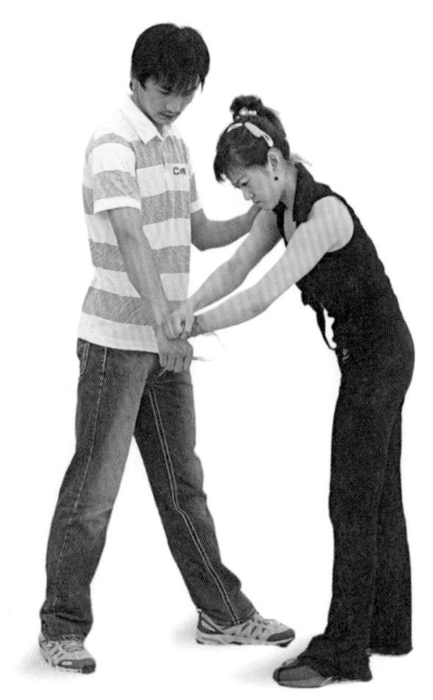

圖 5-139

③和④當襲擊者持刀向你刺來，揮拳擊向其持刀手的外手腕（圖 5-139，圖 5-140）。

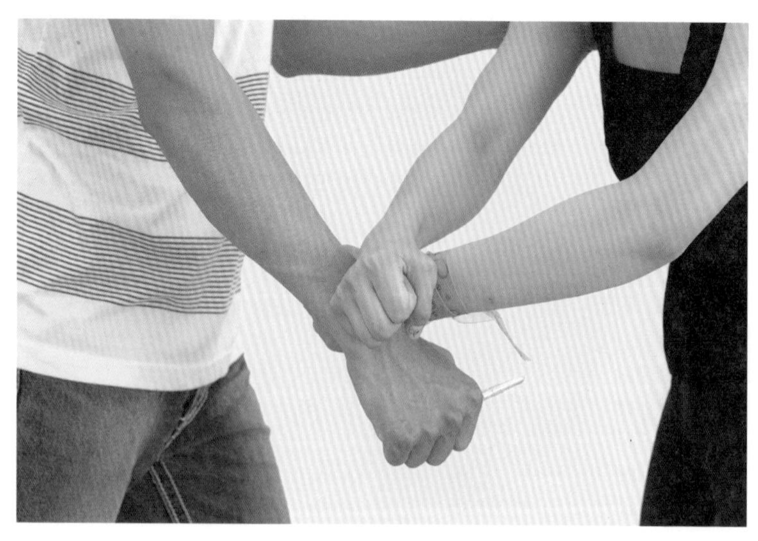

圖 5-140

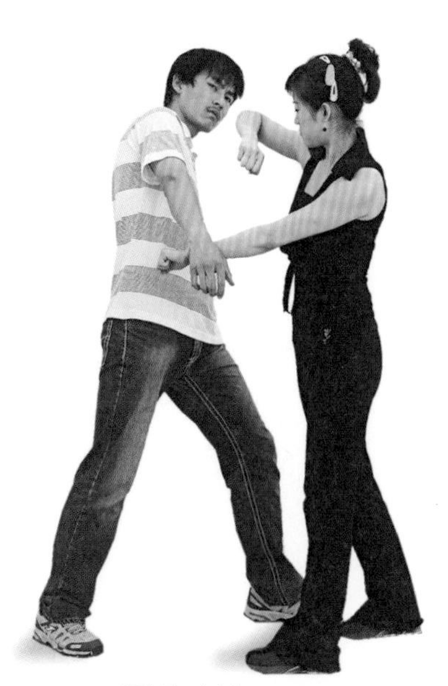

圖 5-141

⑤ 安全以後，用左臂將襲擊者的右臂擋開，同時向後側彎曲手臂，進行還擊（圖 5-141）。

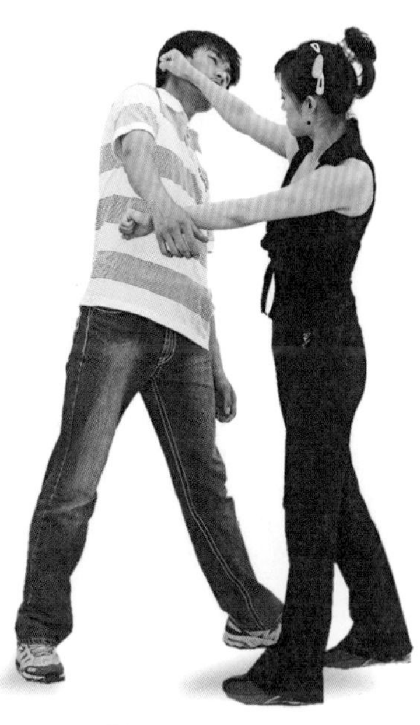

圖 5-142

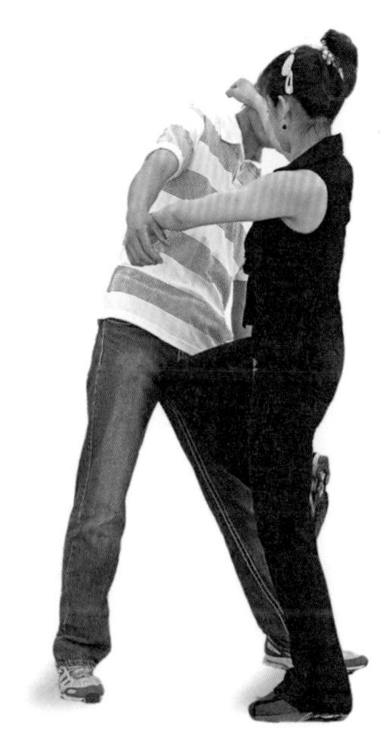

圖 5-143

⑥ 和 ⑦ 使用錘拳，用力擊向襲擊者的太陽穴，緊接著踢向其膝蓋或腓骨，跺其腳面（圖 5-142，圖 5-143）。

動作 30　對付匕首刺向頭頂的解脫和還擊方法

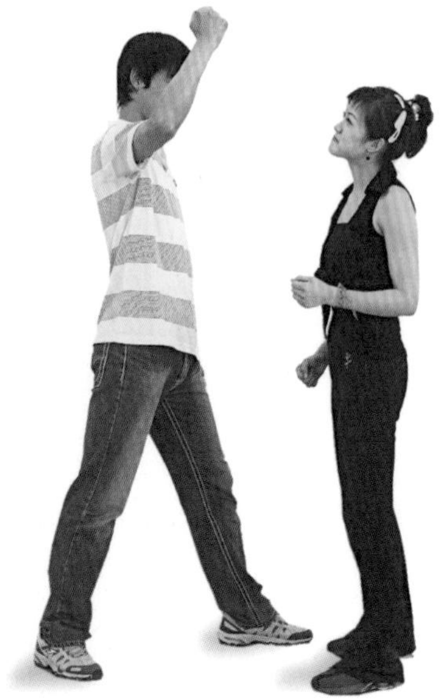
圖 5-144

①歹徒右手持刀向你頭頂刺來（圖 5-144）。

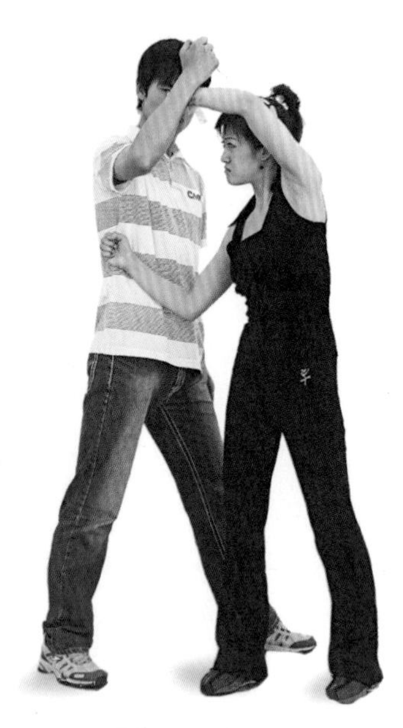
圖 5-145

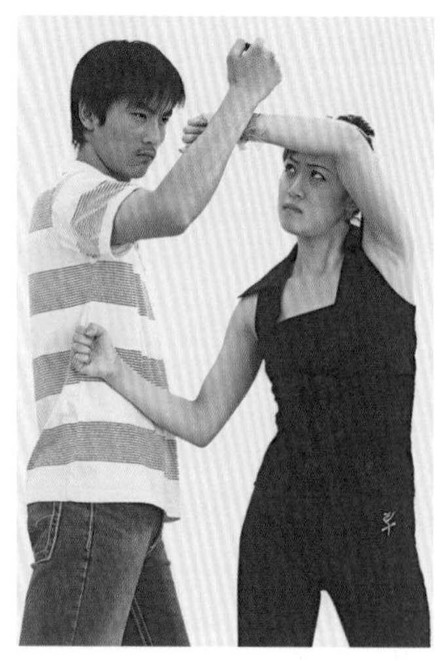
圖 5-146

②和③你立即向前邁步，靠近他的身體，用左手擋住他的右臂（圖 5-145，圖 5-146）。

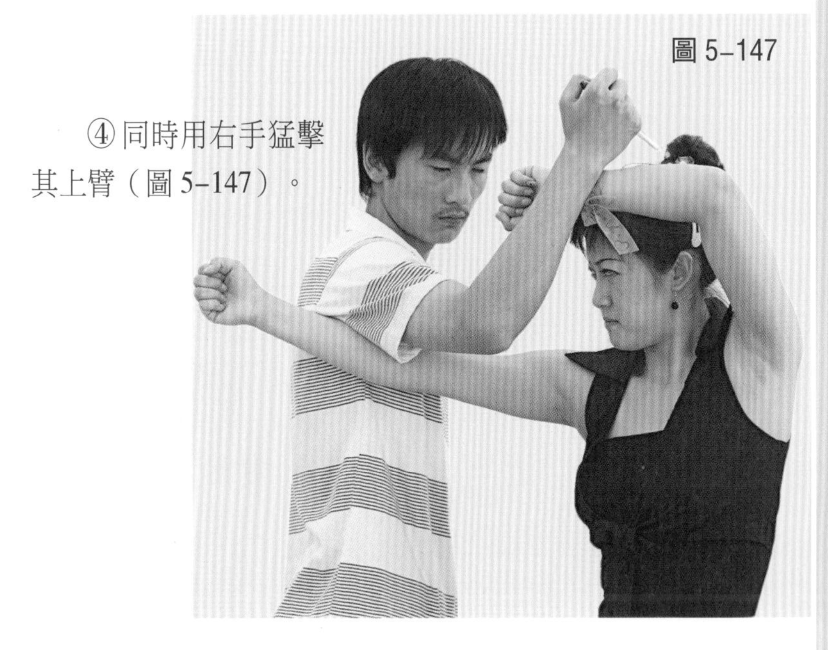
圖 5-147

④同時用右手猛擊其上臂（圖 5-147）。

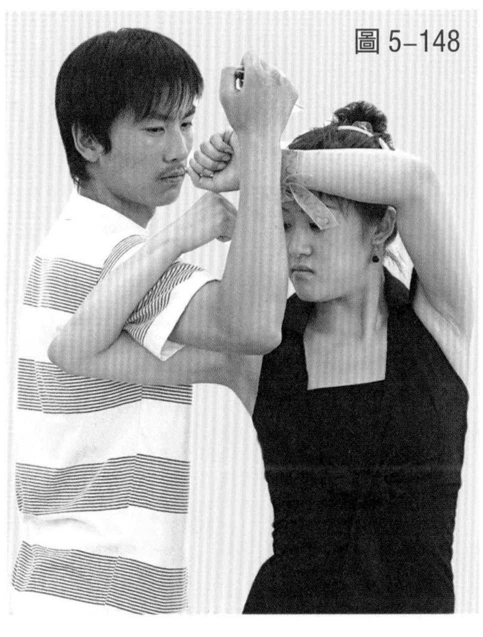
圖 5-148

⑤用力向後擺右臂，打擊襲擊者的肘彎，用另一隻手向後掰其持刀的右手（圖 5-148）。

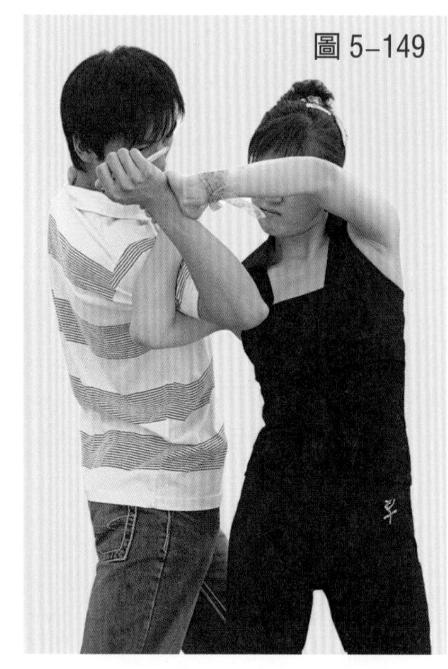
圖 5-149

⑥左肘下壓，用雙臂夾住襲擊者的手臂（圖 5-149）。

⑦緊緊夾住對方手臂，繼續向下壓。大多數襲擊者在這種情況下都會丟掉刀子。在其倒地的瞬間，給他一腳（圖 5-150）。

注意：從⑤~⑦這一連串動作，出手必須格外迅速，動作要快而連貫。

可以將交叉手臂與踢法或膝法結合使用。

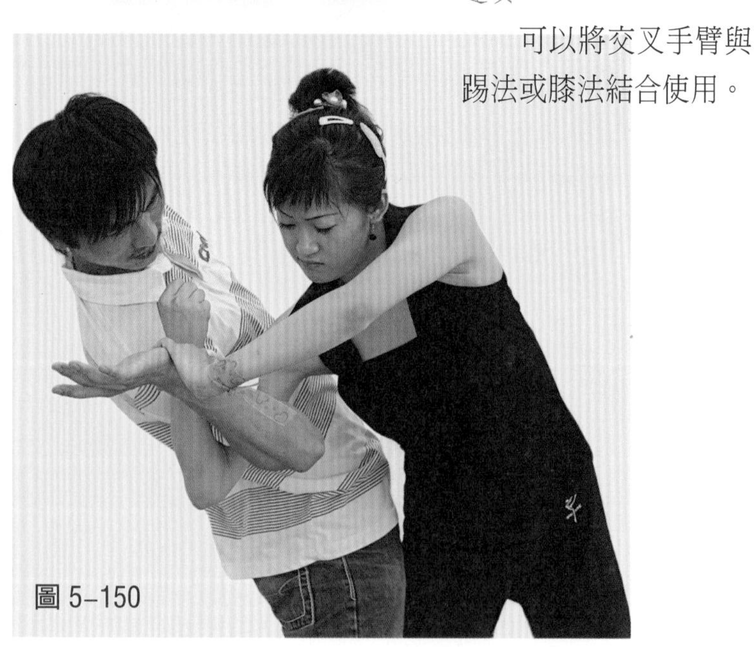
圖 5-150

動作 31　遇到持刀攻擊的解脫和還擊方法之一

如果襲擊者僅僅是嚇唬你，使用動作 28。你可有意向襲擊者暴露一個目標，以吸引其注意力。將比較不太容易受傷害的部位暴露給襲擊者，可以以減小損害。

① 你右腿後退一步，抬起左臂。這不僅僅是做好還擊的準備，更重要的是保護你的面部和頭部免受襲擊。假如他向你的手臂亂砍，即退後，保持好姿勢（圖 5-151）。

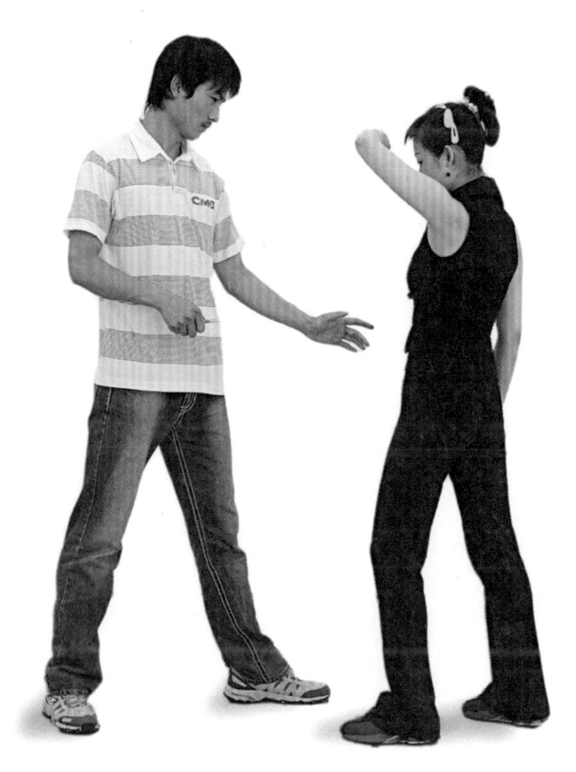

圖 5-151

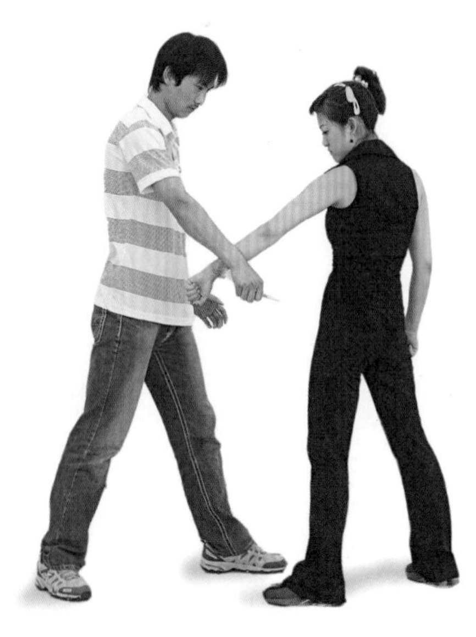

圖 5-152

②他也可能不是攻擊你暴露給他的部位，而是向你的身體撲來。趁其前撲時，繃緊前腿，將重量移至後腿。同時向下外方擺左臂，攻擊他的手腕，可以使他丟掉刀（圖 5-152）。

③右腿迅速前進一步，用右肘向前擊打其面部，同時繼續控制歹徒持刀的右手。抬腿，用膝蓋頂對方襠部（圖 5-153，圖 5-154）。

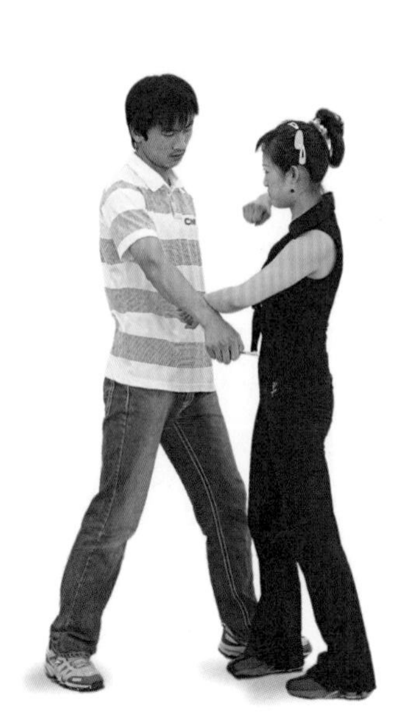

圖 5-153

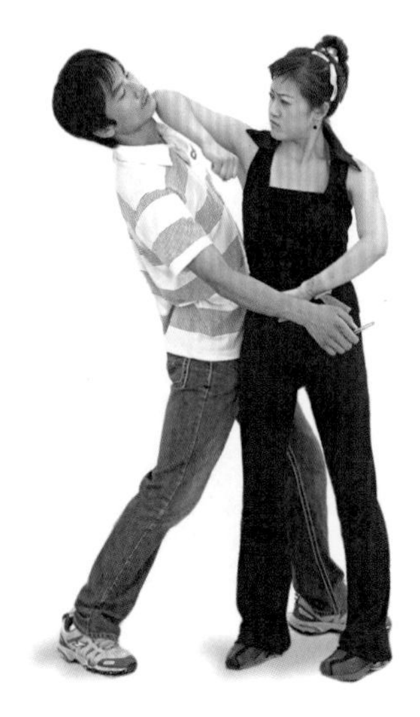

圖 5-154

動作 32　遇到持刀攻擊的解脫和還擊方法之二

本動作須反覆練習。先將襲擊者的手臂扭轉，掌心向上，然後施加壓力。迅速用最大力量控制他的手臂，防止襲擊你的頭部。

①第一步動作同前（圖 5-155）。

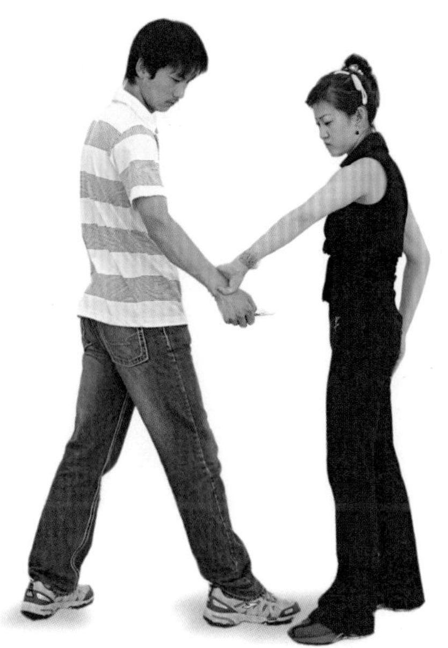

圖 5-155

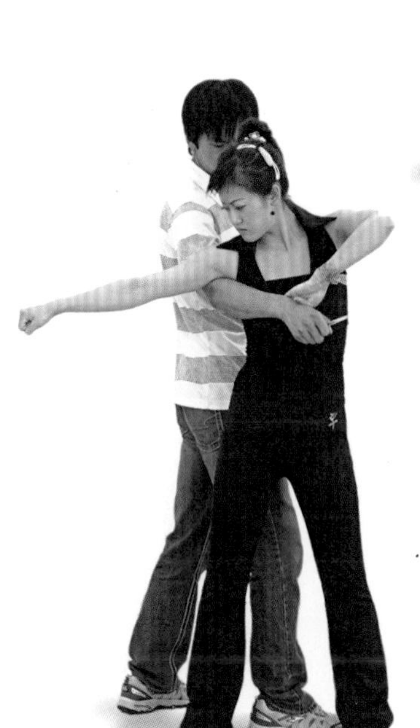

圖 5-156

②迅速向前跨步，立於對手身側。右直拳襲擊其手臂上端，用左手用力抓住其手腕（圖 5-156）。

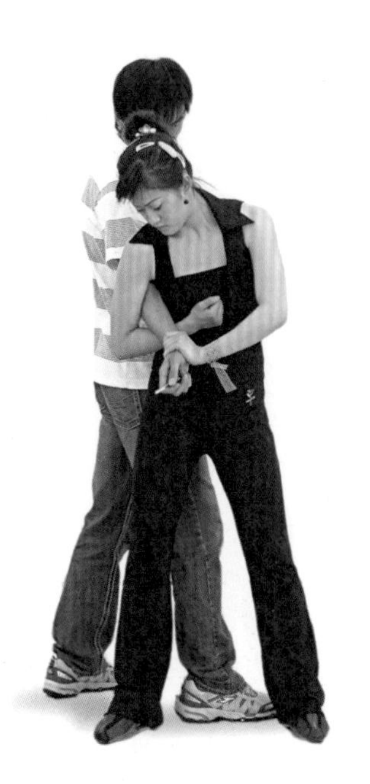

圖 5–157

③用右臂纏住其前臂，抓住自己的左前臂（圖 5–157）。

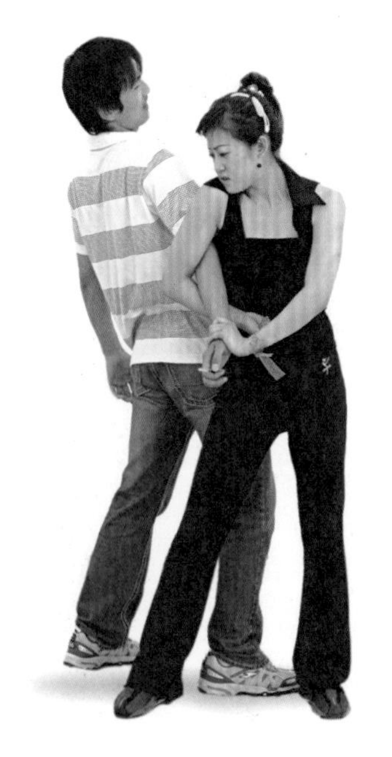

圖 5–158

④用右前臂向上頂其手腕，同時左手將其下壓（圖 5–158）。

動作 33　遇到從背後持刀攻擊的解脫和還擊方法

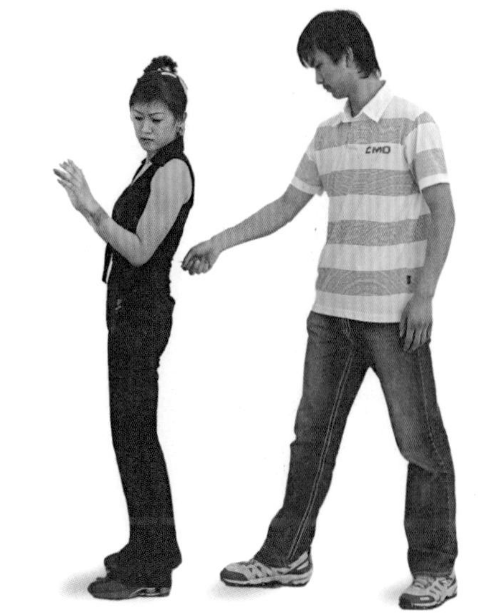
圖 5-159

①應對周圍環境保持警覺，避免來自背後的攻擊。一旦發生，迅速回頭，確認襲擊者的位置，舉起雙手（圖 5-159）。

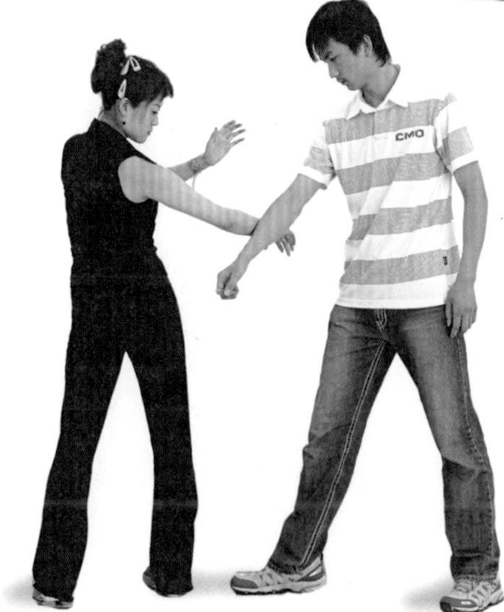
圖 5-160

②迅速向右轉身（如果歹徒左手持刀，向左轉身），使用掌，用力劈向其手腕。這一動作可以使大多數歹徒丟掉刀子。也可以準備用雙手抓住其手腕（圖 5-160）。

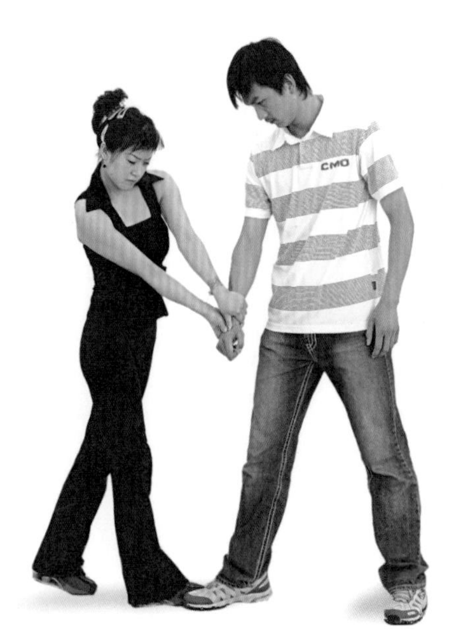

③趁其沒有反應過來，先下手抓住其手腕（圖 5-161）。

圖 5-161

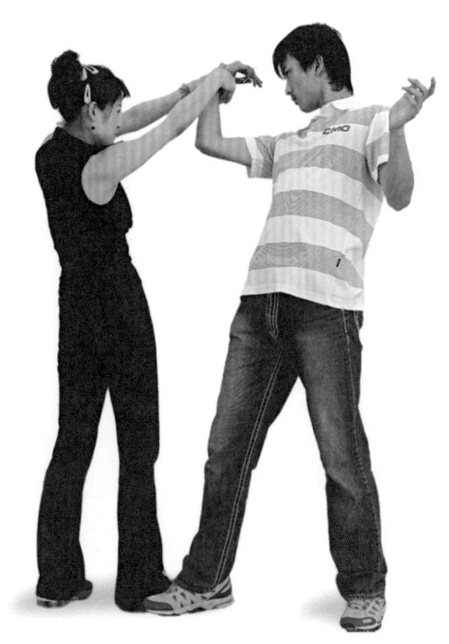

④彎曲其手腕，向其上後方拉其手臂（圖 5-162）。

圖 5-162

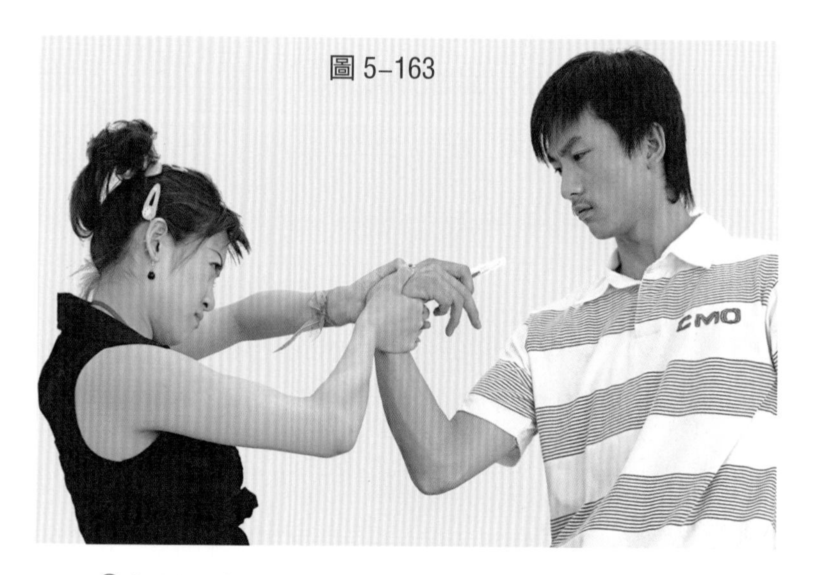

圖 5-163

⑤如果用力向其手背方向掰其大拇指，可以減弱其握刀的力量（圖5-163）。

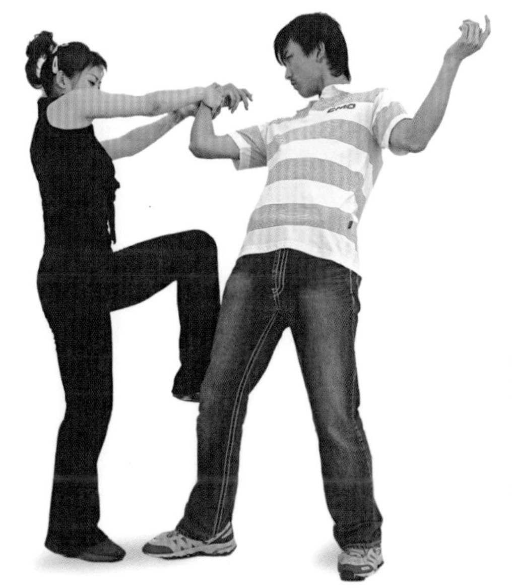

⑥繼續掰其手腕，向後推其手臂，直至其失去平衡。向其膝蓋側面猛踢，將其踢倒（圖5-164）。

圖 5-164

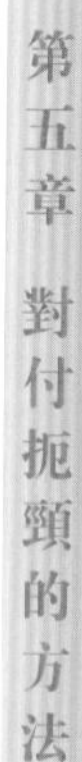

全面攻擊

動作 34　雙手被兩個襲擊者同時抓住的解脫和還擊方法

① 首先確定哪一個是對你威脅最大的襲擊者（圖 5-165）。

② 倒向威脅性相對較小的襲擊者，利用其作為支柱，用另一條腿向外側踢向另一個襲擊者（圖 5-166）。

側外踢動作可見第三章練習五。

③ 被踢者會感到劇痛而鬆手。趁機抽回手臂，手肘在其手臂前呈弧形劃過，向下壓。這樣大的壓力足以折斷其手腕（圖 5-167）。

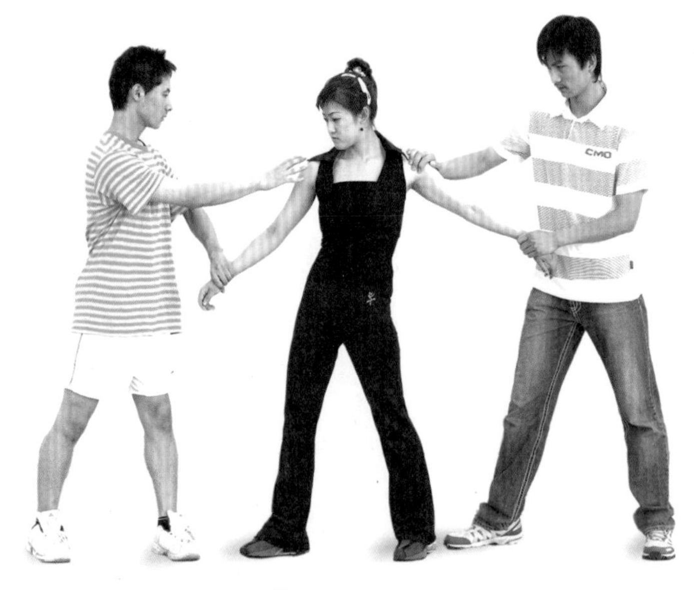

圖 5-165

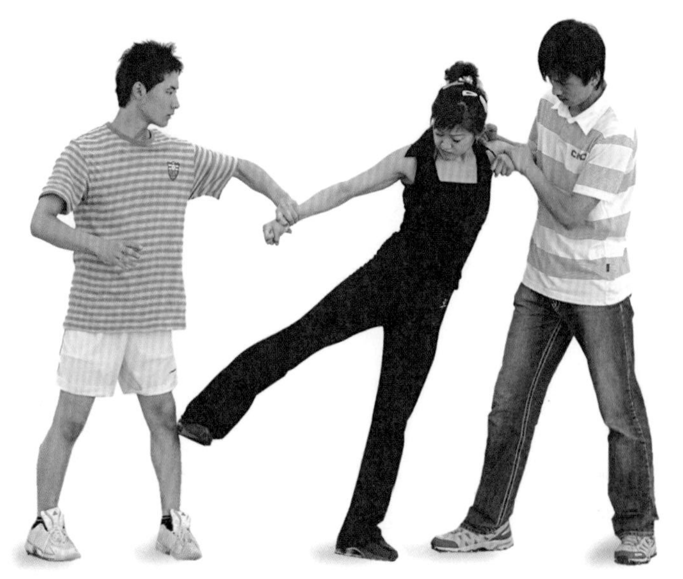

圖 5–166

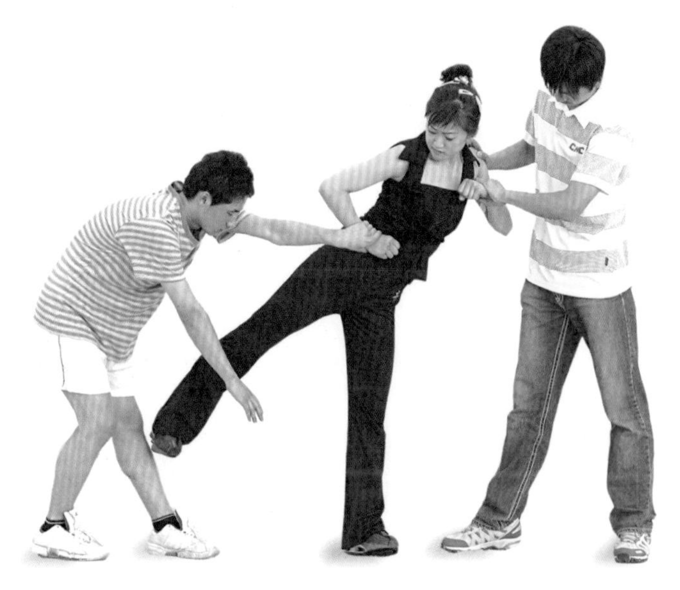

圖 5–167

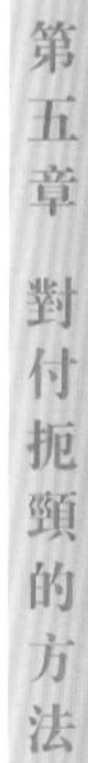

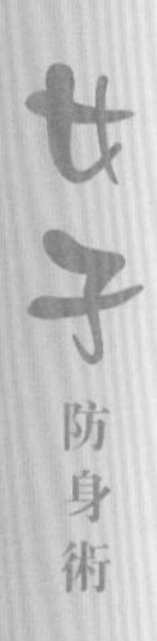

④抽出手以後，立即踢他一腳，使他不能繼續襲擊。同時放鬆抽出的手，準備下一個動作（圖 5-168）。

⑤掌根用力推另一攻擊者的面頰。歹徒會立即鬆開手（圖 5-169）。

⑥緊接著踢他的腿，這時你已經成功擺脫了兩名歹徒的控制，並且他們都失去了追趕你能力（圖 5-170）。

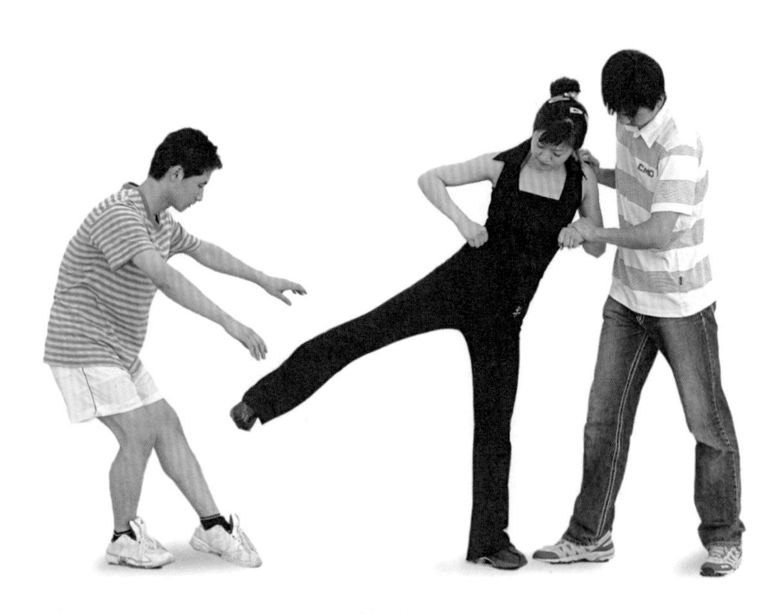

圖 5-168

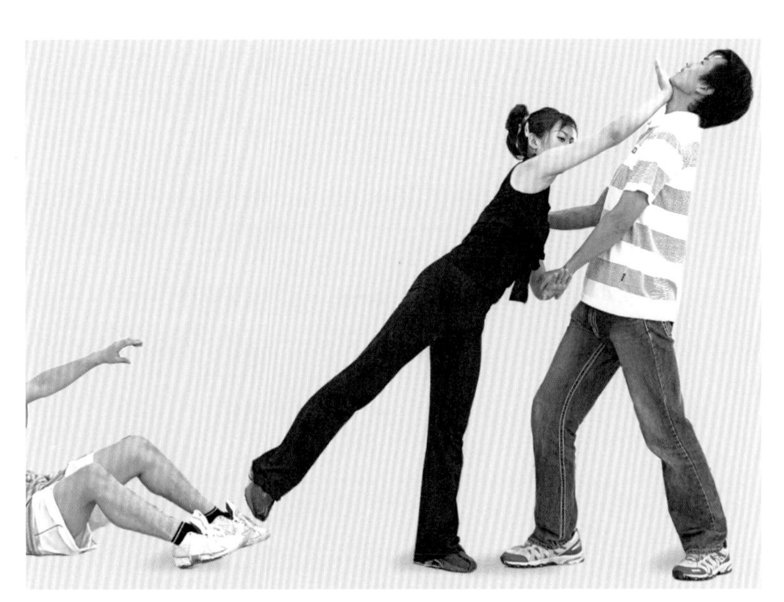

圖 5-169

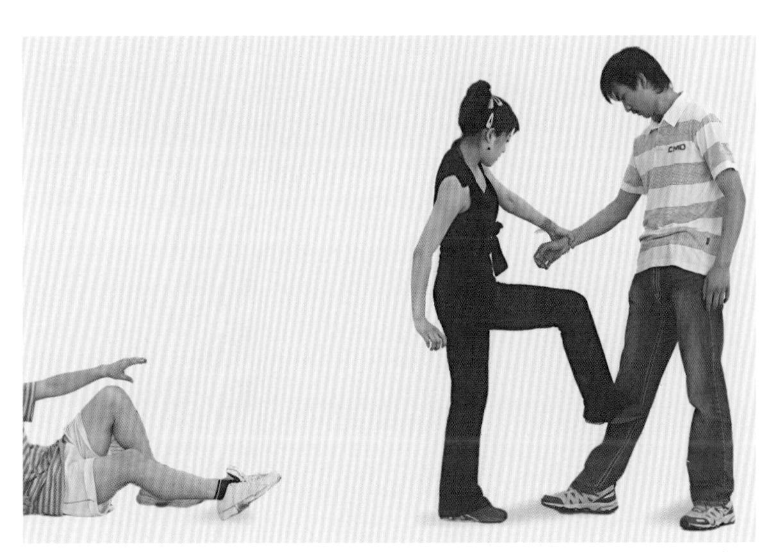

圖 5-170

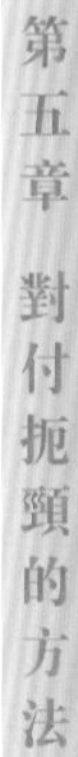

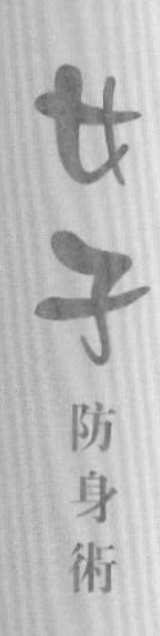

動作 35　被兩名襲擊者從前後兩個方向控制的解脫和還擊方法

①一名襲擊者從後面將你抱住，另一個從正面來襲擊你（圖 5–171）。

② 此時，你要迅速向前擺臀，與後面的歹徒拉開距離。使用掌襲擊其襠部（圖 5–172）。如果距離過近，使用虎形爪。

③ 趁其感到劇痛之際，掙脫其控制，用手從正面或側面猛擊第二個襲擊者的膝蓋（圖 5–173）。

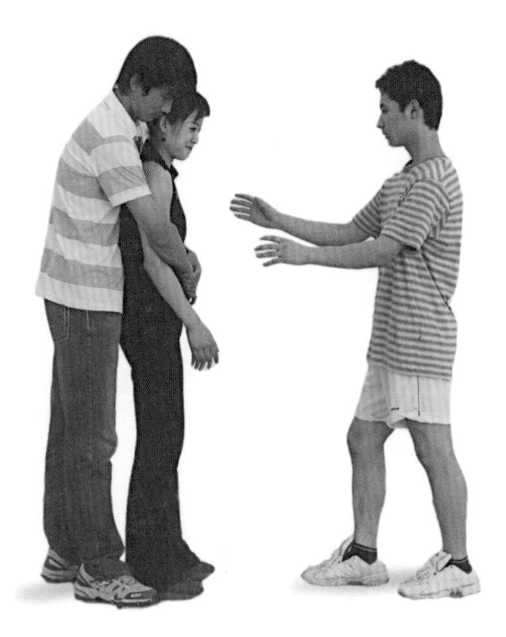

圖 5–171

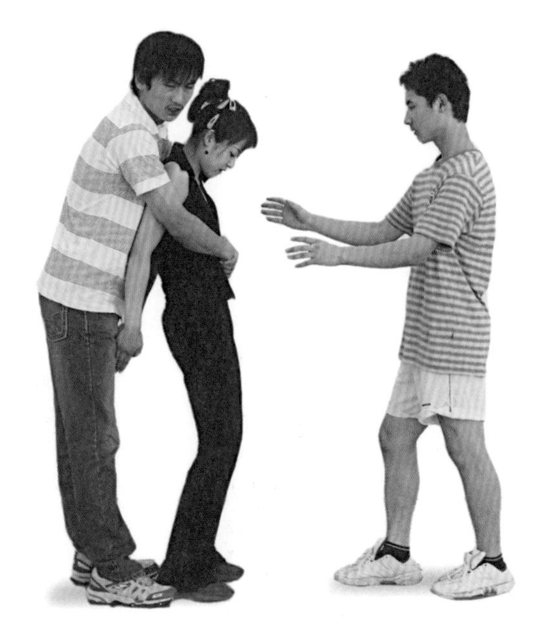

圖 5-172

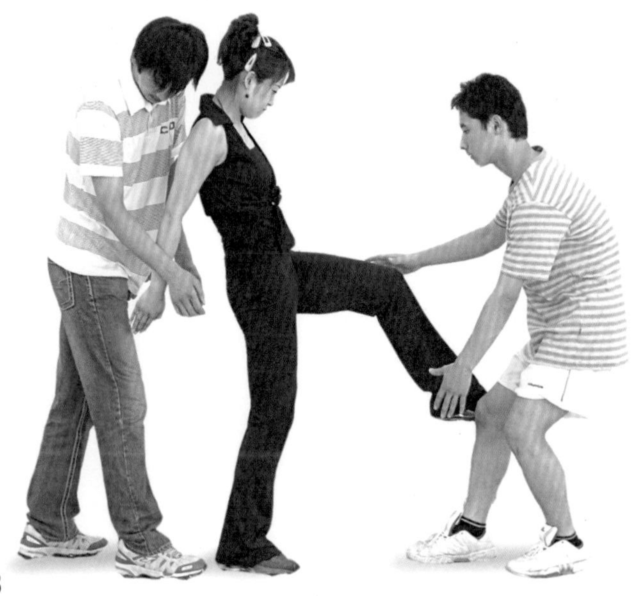

圖 5-173

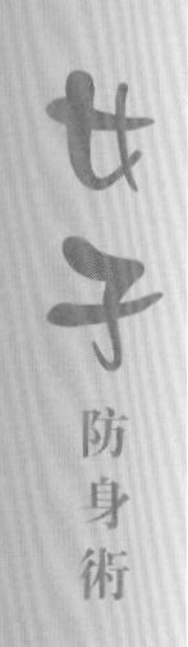

④這時你的雙手已經完全擺脫控制，準備用掌根猛擊第二個襲擊者的面部，並做好用另一隻手的攻擊準備（圖5-174）。

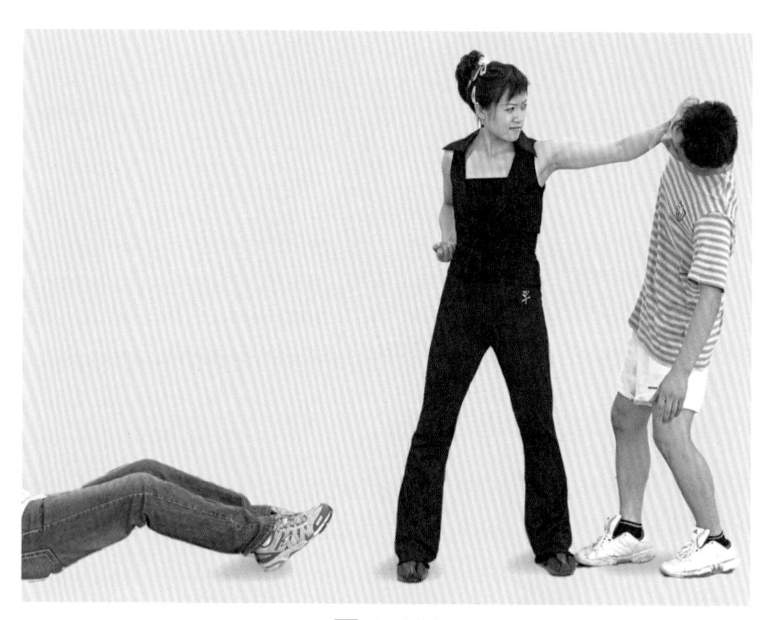
圖 5-174

動作 36　側身技法——背後襲擊

將側身對著襲擊者是保護自己，增加其襲擊難度的有效方法。以下兩個動作說明，向襲擊者外側移動破解了其下一攻擊動作。

①襲擊者用一隻手從背後抓住你的肩膀（圖 5-175）。

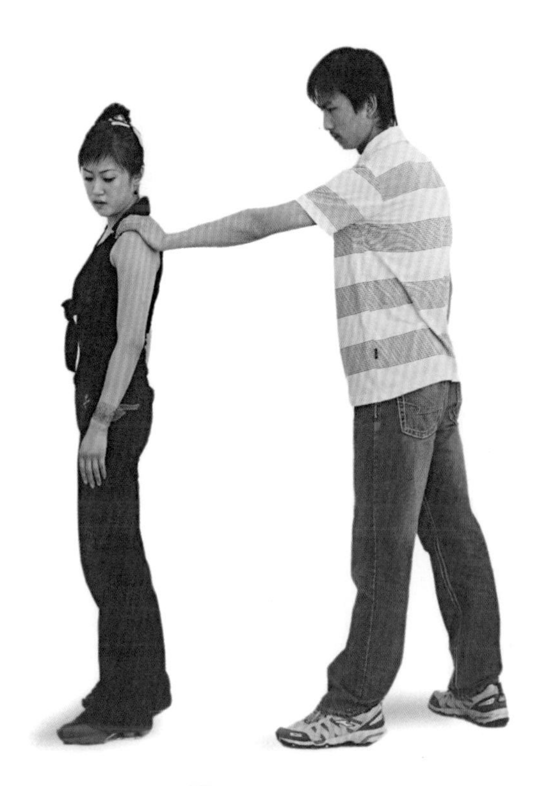

圖 5-175

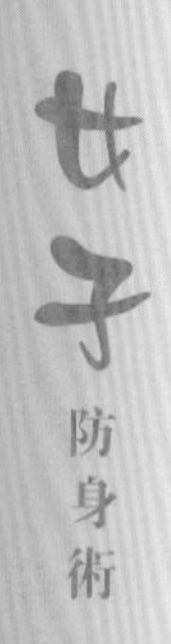

②迅速向被抓住肩膀的一側轉身，同時舉起同側手臂，打攻擊者的伸出的手臂。另一隻手準備下一個動作（圖5-176）。

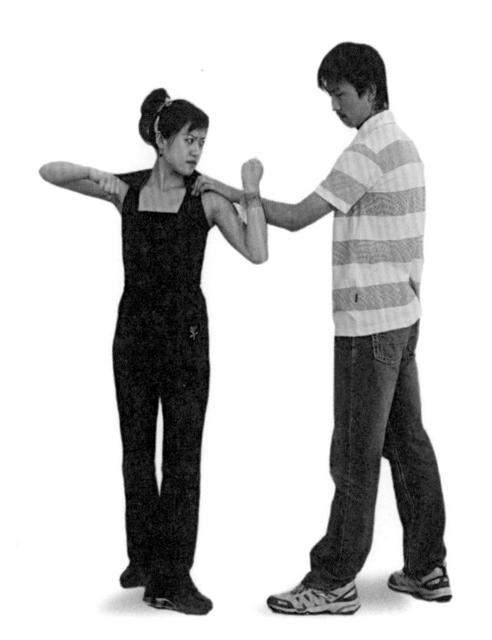

圖 5-176

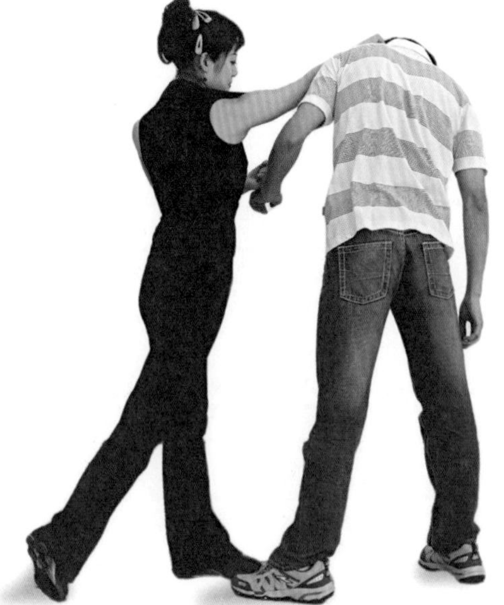

圖 5-177

③掌根襲擊其頭部側面。如果需要，接著再來一次（圖 5-177）。

動作 37　側身技法——正面襲擊

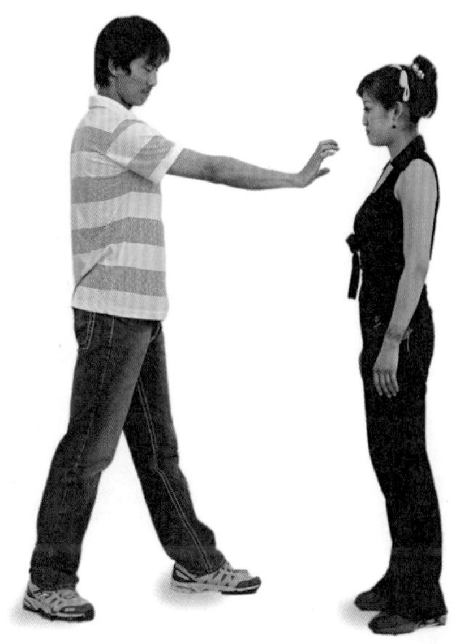

圖 5–178

①襲擊者過來抓你（圖 5–178）。

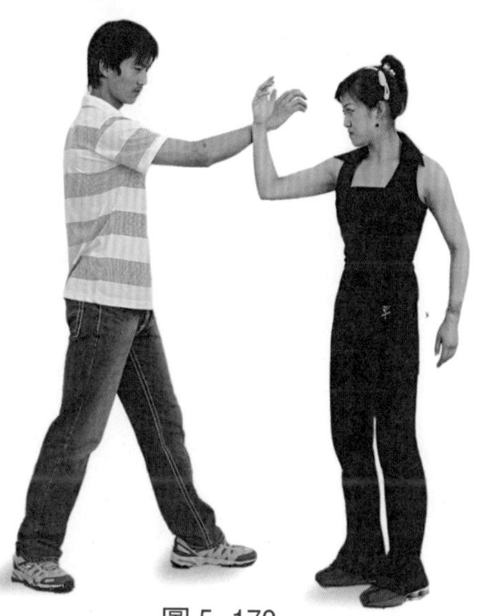

圖 5–179

②彎曲右臂，上擺，在身體前面擺向右側，將其手臂擋開（圖 5–179）。

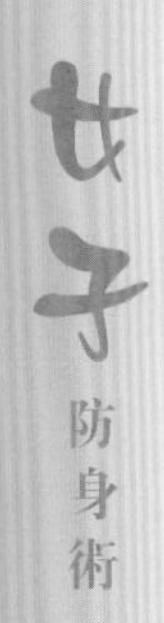

③繼續將其手臂向側面推開，這時襲擊者側面對你。舉起左手，準備下一個動作（圖 5-180）。

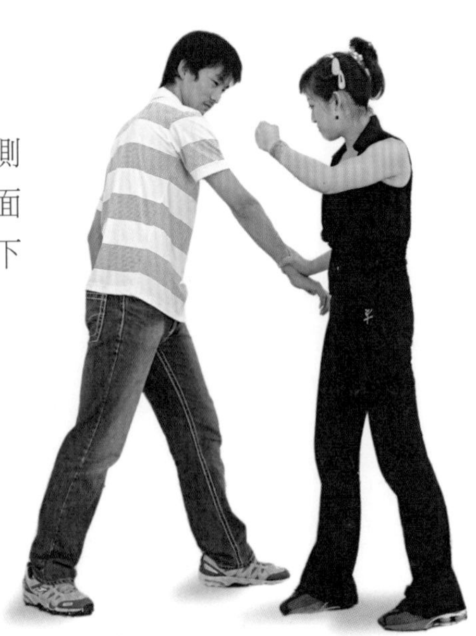

圖 5-180

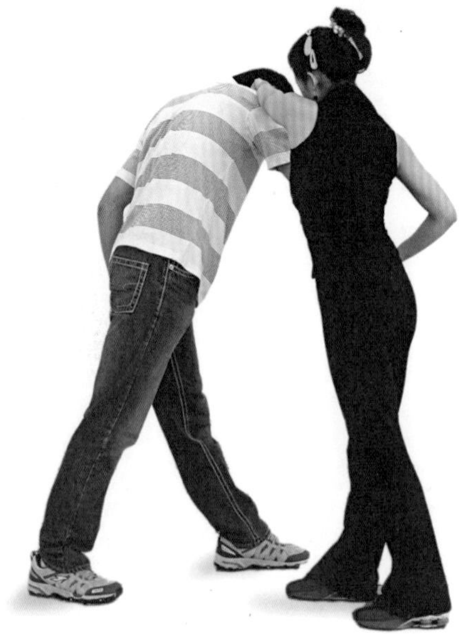

圖 5-181

④用掌根猛擊其頭部側面，如果需要再打一次（圖 5-181）。

注意：做此動作須特別小心，不得使用全速進行攻擊。

第六章

對付辦公室性騷擾的辦法

辦公室或聚會上的性騷擾並不少見，但是，直到近幾年女性們才不忌諱將其公開。性騷擾與性侵犯有本質的不同，對付的目的也不同。對於前者，僅僅需要制止其性侵犯的行為。

有不少性侵犯是熟識的男性同事做的。大多數情況下只要及時制止，不會發生什麼危險情況。

然而有的時候，一些男性在遭到拒絕後感到丟了面子，可能會惱羞成怒。為了挽回面子，可能會給你一記耳光。

如果在電影院，一個陌生男子將手放在你的膝蓋上，你抓住他的小指向後彎，可以很容易地將他的手移開。在這種情況下，僅僅抓著他的小指，並不能夠安全。你最好起身離開，走到他碰不到你的距離時再放開他的小指。

如果是你認識的男士，最好讓他走開，給他保留一個臉面。如果已經抓住其手腕或手指，可以告訴他說你不是好惹的，讓他走開。

避免使用挑釁性的語言，如：「你要是再不拿開你的手我就打斷你的胳膊。」這樣的話不但不會讓他走開，有時候反而會帶來進一步的侵害。

注意給男士留一個不丟面子的退路，一般十有八九都會奏效。

動作 1　臀部被摸的對付方法

①臀部被模或被扭（圖 6-1）。

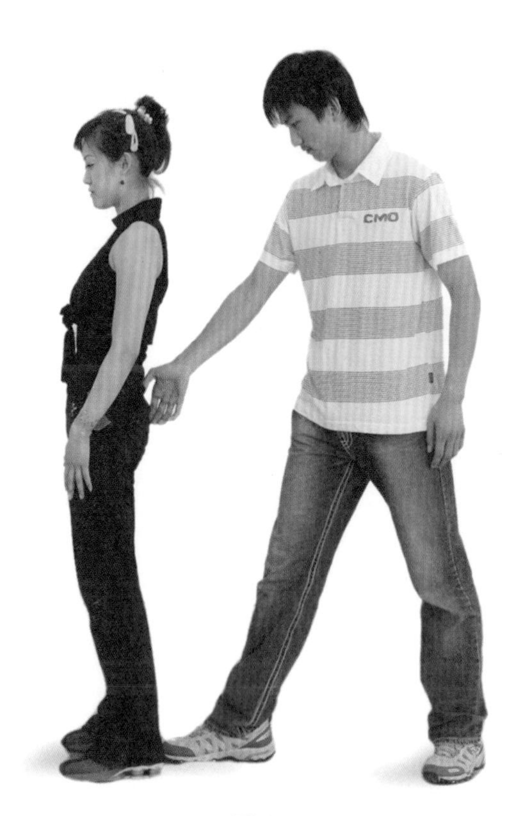

圖 6-1

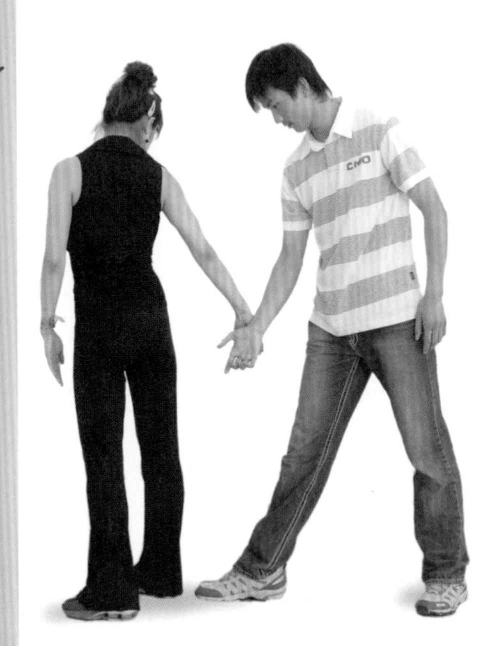

圖 6-2

②和③迅速轉身，掌砍向襲擊者的手腕，可以使其疼痛，但不會造成任何實質性的傷害。如果對方還不放手，做下一個動作（圖 6-2，圖 6-3）。

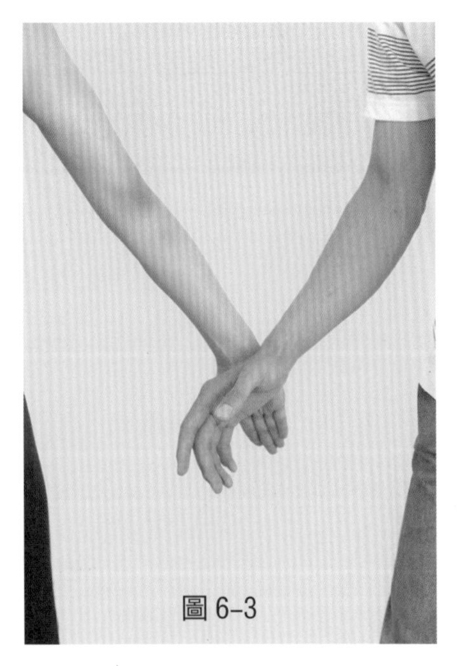

圖 6-3

動作 2　被抓住膝蓋的對付方法

①有人把手放到你的膝蓋上，遭到拒絕還不拿開。輕輕將手放到他的手上，摸到他的小指（圖 6-4）。

②抓住他的小拇指，用力向後掰（圖 6-5）。

③掰到一定角度，他就被你控制了（圖 6-6）。

如果在地鐵裏，攥著他的手，引向門口。到站停車以後，推開他，下車。如果在其他地方，不要鬆手，離開他儘量遠，再鬆手，迅速跑開。

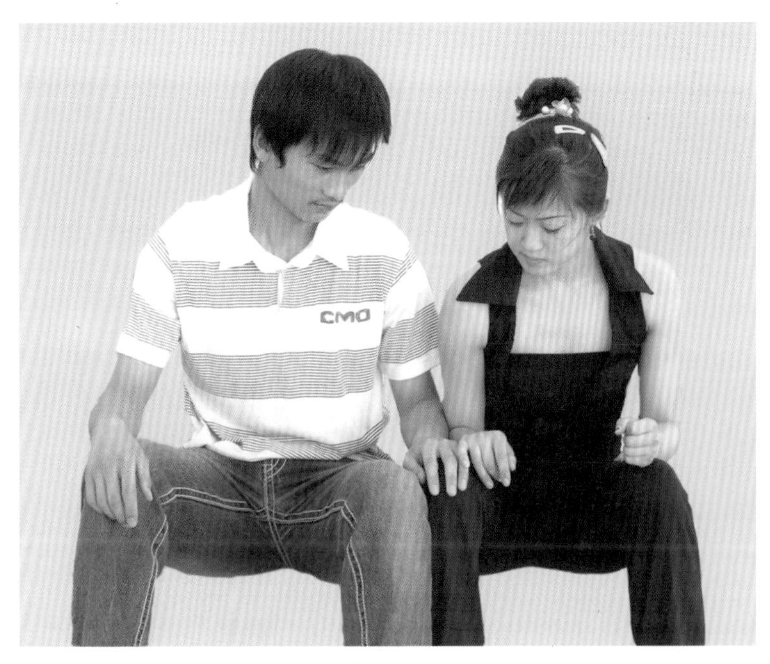

圖 6-4

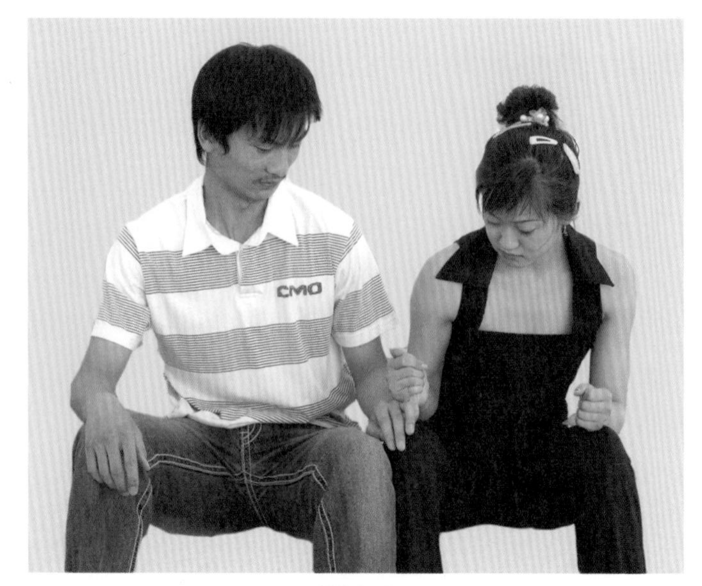

圖 6-5

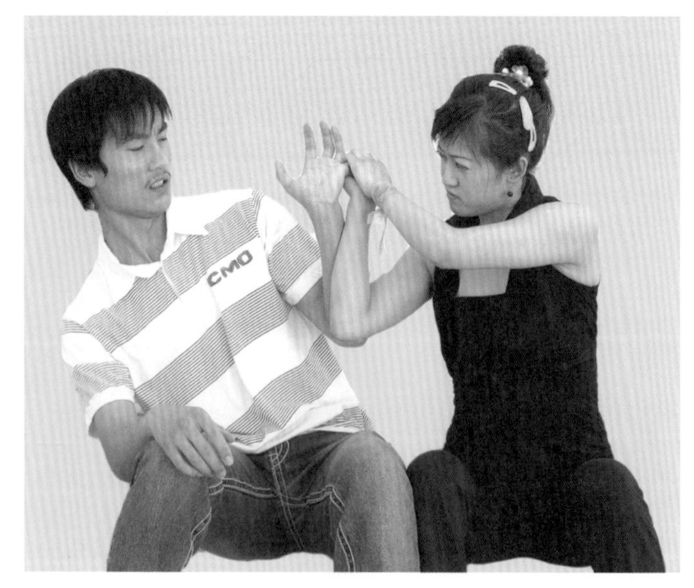

圖 6-6

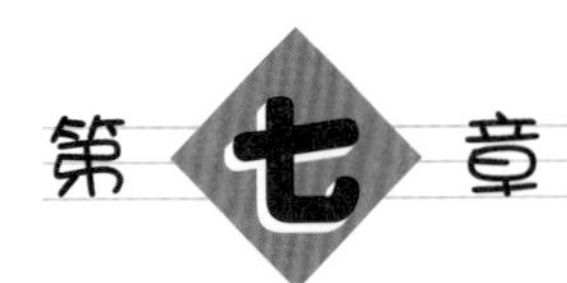

第七章 日常用品用作武器

很多女性經常隨身攜帶的物件都可以用作武器，如鋼筆、睫毛膏、梳子、卡、香水瓶等。

一般我們是反對使用刀子之類的器械作為武器的，因為使用武器自衛有可能導致防衛過當，招致法律訴訟。

這裏我們建議你最好把鑰匙放在口袋裏，而不是放在手袋裏。這樣一旦手袋被搶，還可以免去配鑰匙的麻煩。

以下為女性經常攜帶的可以用作武器的日常用品。

女性手袋內物品

香水瓶的使用方法

①向襲擊者面部噴灑（圖 7–1）。

②屈臂，用香水瓶砸向襲擊者（圖 7–2）。

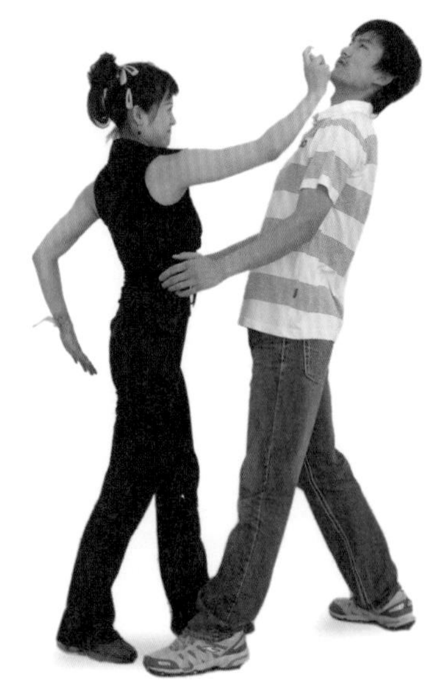

圖 7-1

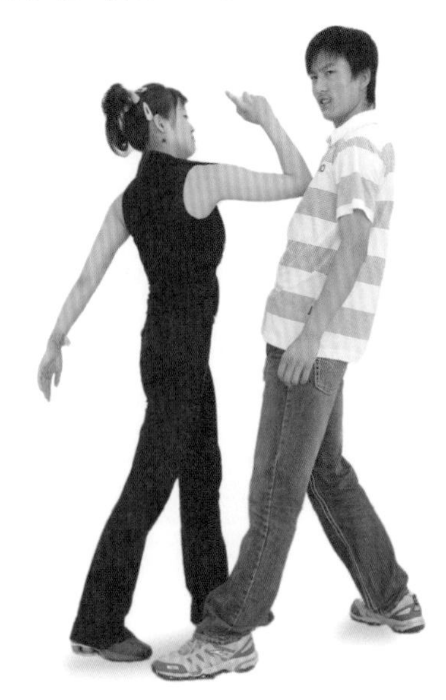

圖 7-2

③用香水瓶擊打襲擊者的太陽穴（圖7–3）。

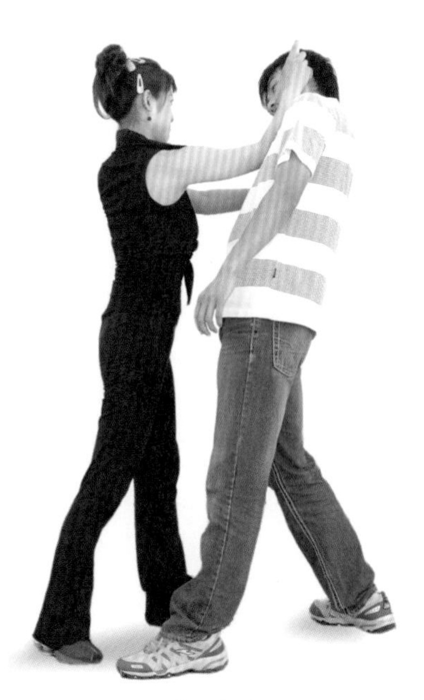
圖7–3

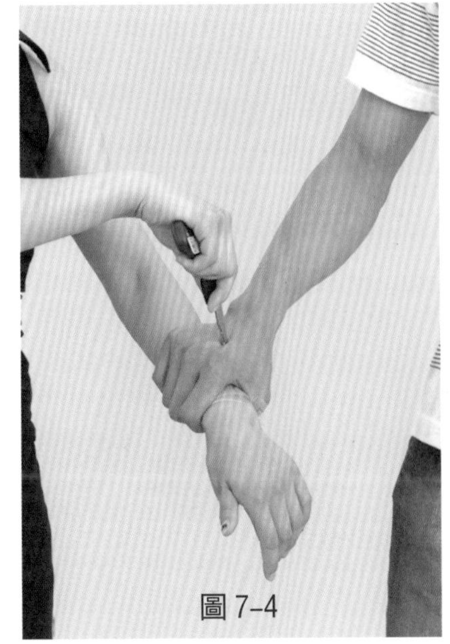
圖7–4

車鑰匙的使用方法

用車鑰匙捅襲擊者的手背，迫使他放手（圖7–4）。

卡的使用方法

①用前臂按襲擊者的咽喉，準備用卡（圖 7–5）。

②用卡劃襲擊者的面部，快速重複多次（圖 7–6）。

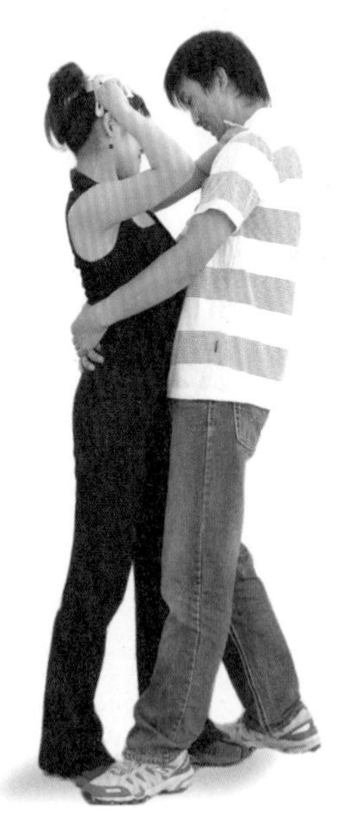
圖 7–5

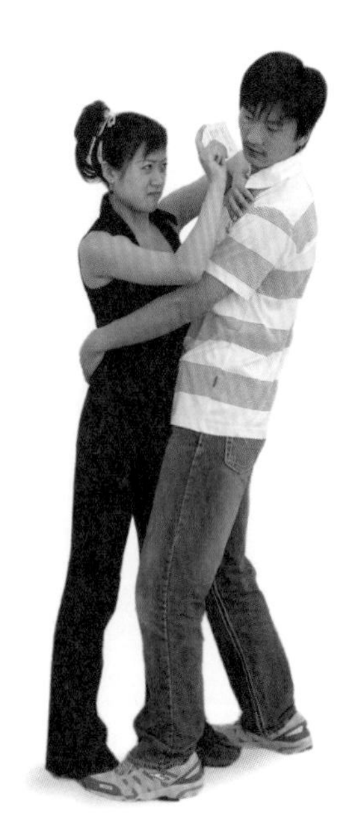
圖 7–6

梳子的使用方法

用梳齒劃他的人中或面頰（圖 7–7）。

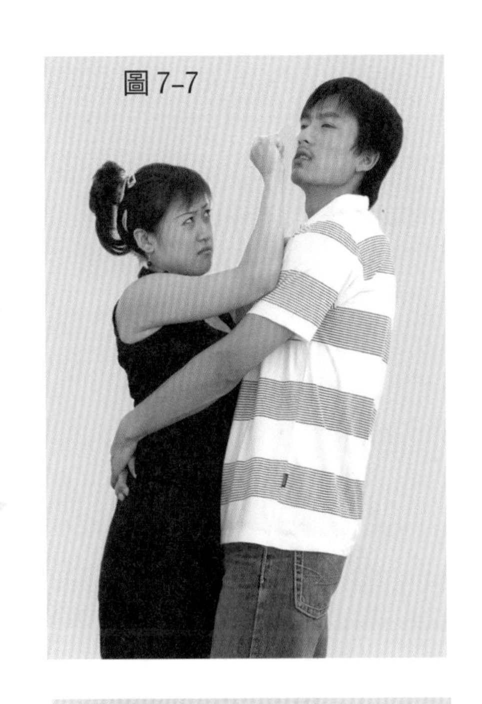

筆的使用方法

刺向襲擊者面頰、人中、或下巴，動作近似於錘拳（圖 7–8）。

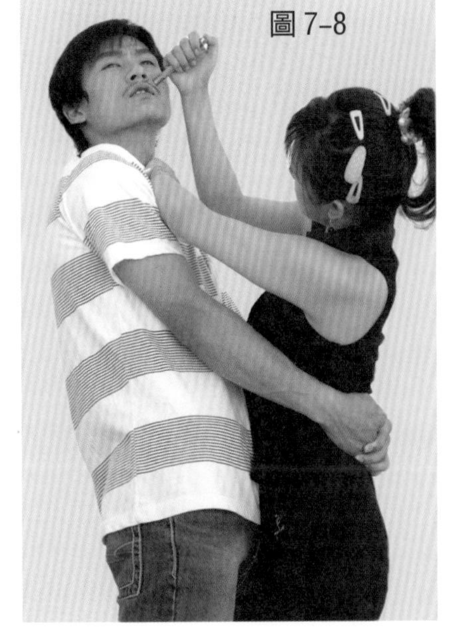

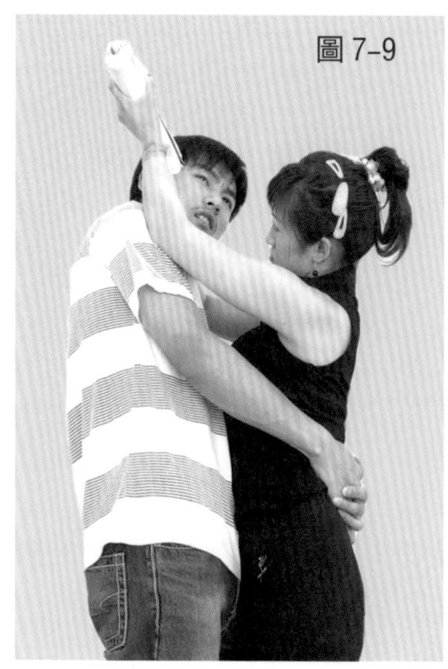
圖 7-9

書本的使用方法

①將書本捲成棒狀，擊打太陽穴、面部、咽喉或襠部（圖 7-9）。

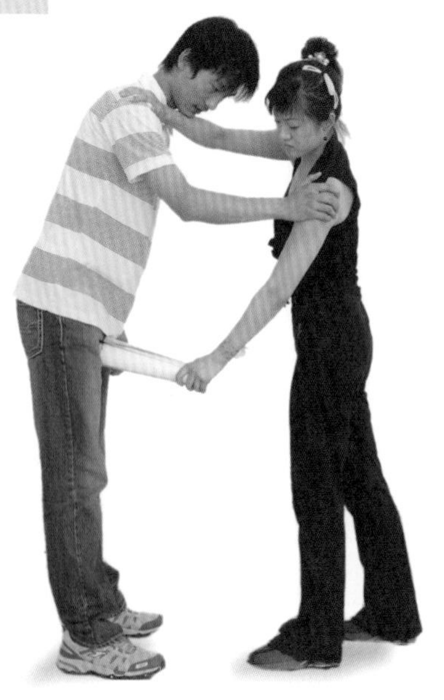
圖 7-10

②將雜誌捲成棒狀，擊打太陽穴、面部、咽喉或襠部（圖 7-10）。

後記　本書的使用方法

本書中的動作需經常練習，比如每天 10 分鐘，到緊急關頭方可熟練使用。一開始不必找陪練。

注意：練習速度應從快到慢，幅度從小到大。練習達到一定程度以後，這些動作就成了你迅速的本能反應。

不必穿運動衣，你平常穿什麼衣服，練習時就穿什麼。高跟鞋，連衣裙，短裙，都可以。總之，一切從實際出發。

可以準備一個人形靶，買或自己畫一個都可以。貼在牆上，將要攻擊的部位以 X 標記。

練習正面，反身的攻擊。

將靶標上下左右略作移動，將之假想成為高矮胖瘦不同的對手。

動作熟練以後，就可以找人陪練了。這種陪練不會受到傷害，只要注意動作從慢到快，小心就可以了。有人陪練，需要注意距離遠近、力度大小、出拳或出腿的幅度。

當你確信自己的動作準確有力以後，可以要求陪練加大力度。

最好不要讓自己的丈夫或者男友當陪練，因為他對你太熟悉了，可以在你動作之前猜到你的意圖，這樣就失去了練習的意義。

實際上，你所遇到的對手在各個方面可能都有所不同，身材、技巧、體力，他所採取的手法往往不是你能夠預料得到的。

告訴你的陪練，請他從實際出發，巧練實練。鍛鍊你的智慧和你的技巧，這才是陪練的意義所在。

掌握了基本動作以後，最好與女性同伴一起定期練習。換著人練，高矮胖瘦，左撇子、右撇子，以適應不同的情況。

當然陪練越強壯，技術越高，你的練習效果會越好。

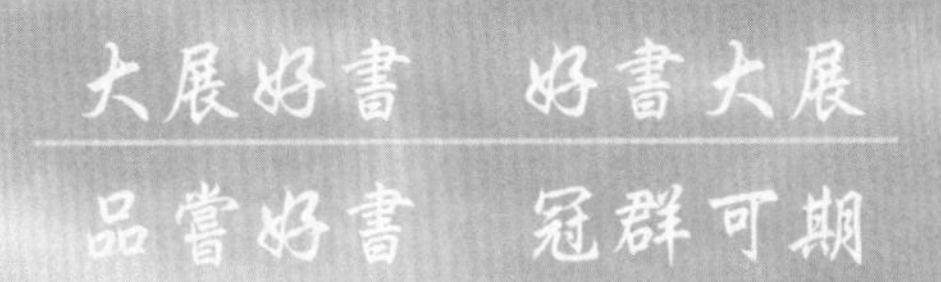
大展好書　好書大展
品嘗好書　冠群可期

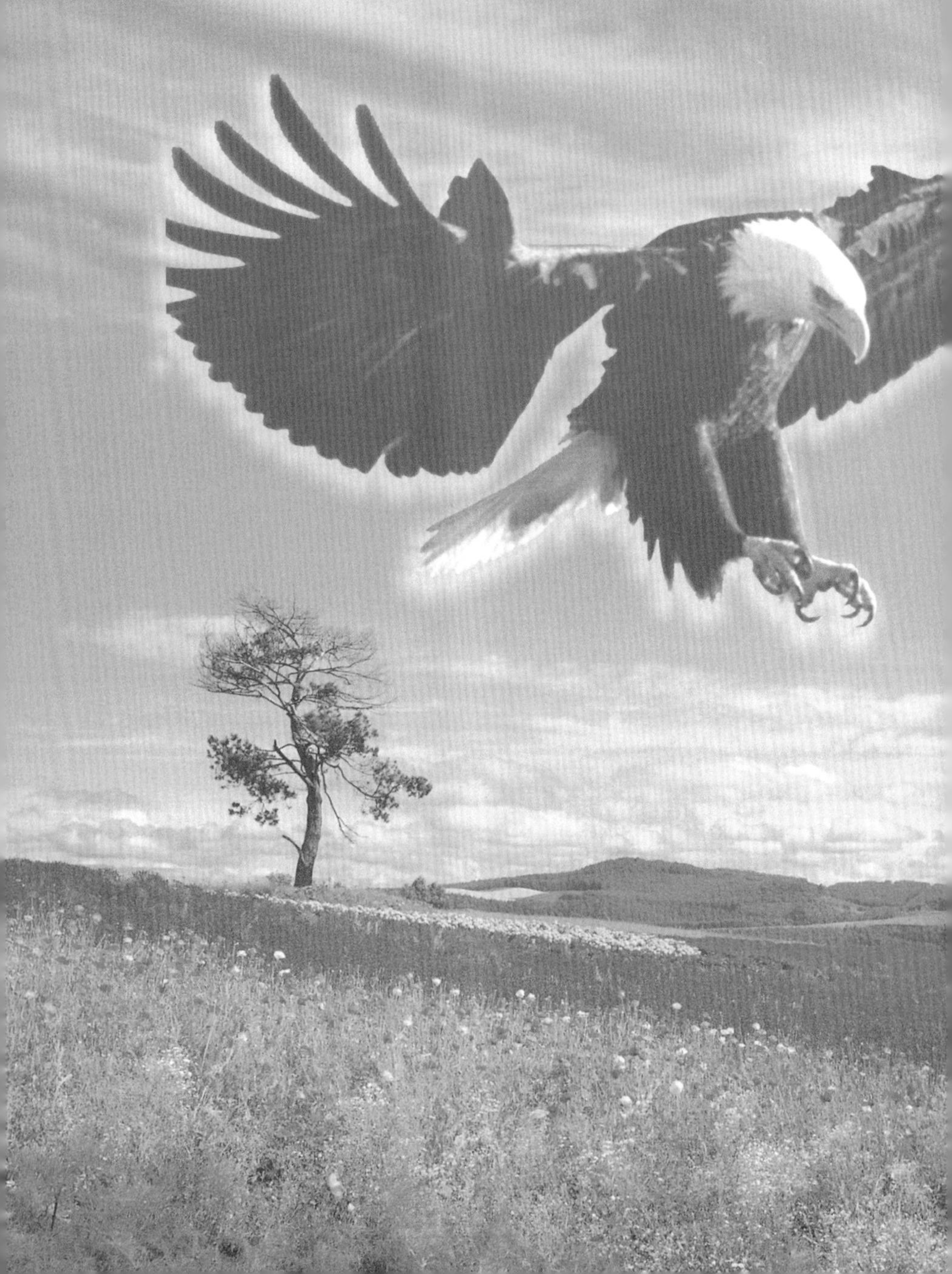

大展好書　好書大展

品嘗好書　冠群可期